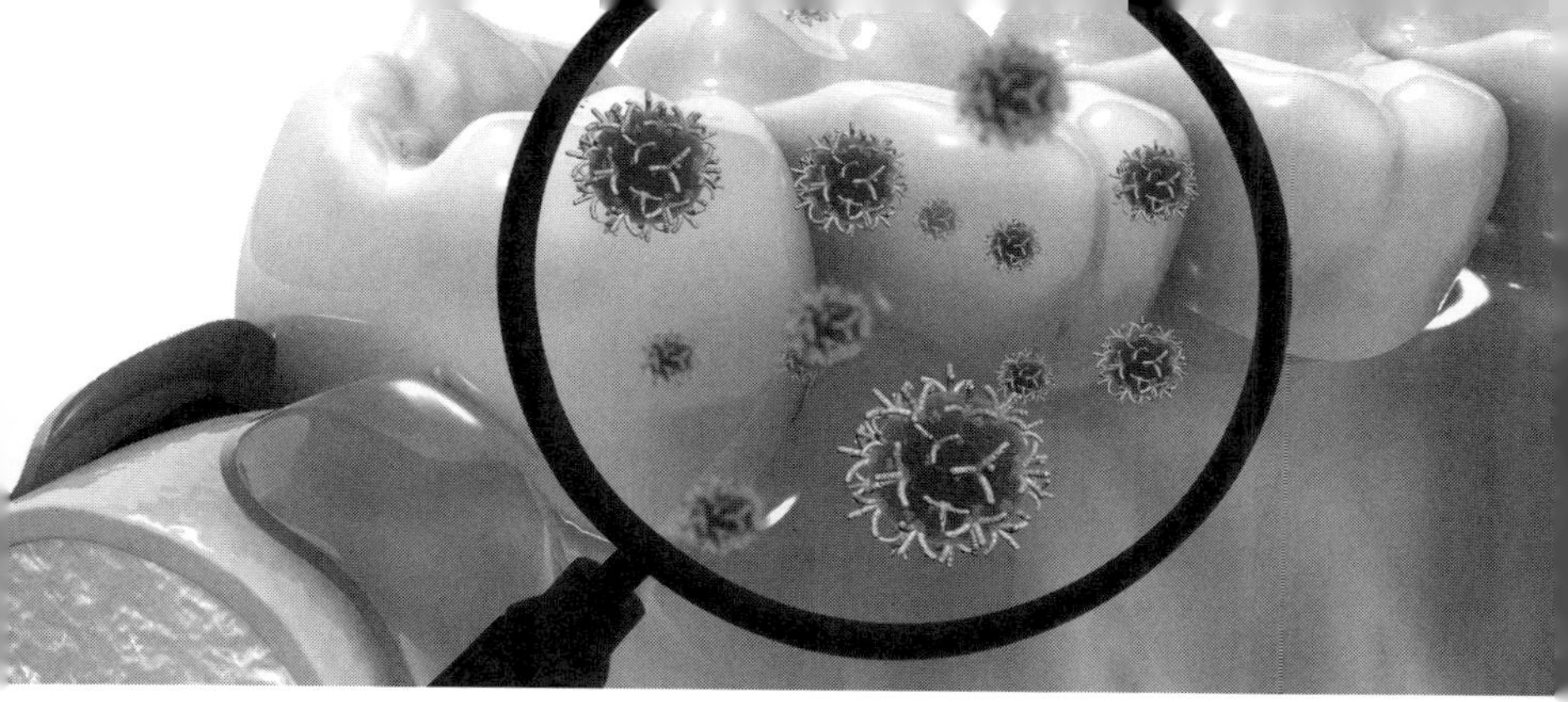

歯周病ががんの原因だった

歯ぐきの腫れに注意! 歯周病菌が全身に病気をつくる仕組みと自宅でできる回復法

歯学博士
石川佳和
Yoshikazu Ishikawa

YUSABUL

はじめに

「歯周病ががんの原因だった」といわれても、多くの人は信じられないと思います。歯周病は単なる口の中に起こる炎症だという以上の知識を教えてもらうことはあまりないからです。そこで、本書では、その関連性、体にがんをつくる仕組みと予防法・回復法についてお話しします。

人は、健康なときには健康のありがたさを忘れています。ところがひとたび病気になるともう少し気をつけておけばよかったと後悔します。

まして、自分が健康であると思っているときほど、自分の口の中にいるバイ菌（歯周病菌、虫歯菌、カビなど）が原因で全身病やがんになるなんて思いもよらないでしょう。

人は細菌と共存していることをご存知ですか？

実は人の体を構成する細胞の数は10％で、残りの90％は細菌でできているのです。しかも口の中には約６０００億もの細菌が定着し、口内フローラを構成して健康を保っています。ところが食生活や生活習慣でそのバランスが崩れると歯周病菌が増殖し、それが原因で全身病やがんを引き起こしてしまいます。そしてその乱れた生活を継続することで病気が進行していくのです。

病気には元通りに治る病気と元通りに治らない病気があり、その分岐点に歯周病があります。

人には生まれたときから、バイ菌やウイルス、異物などから体（命）を守る免疫という防御反応が備わっています。この免疫の力が低下することで歯周病が発症します。この時点ではまだ全身病は発症していないことが多く、未病という状態です。この時期に歯周病を治すことで全身病やがんは回避できますが、そのまま放っておくと取り返しのつかないことになります。

体に侵入した歯周病菌が増殖するためにはエサが必要です。

そのエサは、精製炭水化物（糖質）で、カビや歯周病菌はそのエサを食べてどんどん増殖して暴れます。歯周病菌が体で暴れるケースは2通りあります。

ひとつは歯周病菌がまちがった歯みがきや歯石とりでこわれた口の中の血管壁のすき間（出血部位）から、血管の中に入り込み体全体にばらまかれて各所で炎症を起こし、全身病をつくり、やがてがんになっていくケースです。これを「菌血症《きんけつしょう》」といいます。菌血症の代表例として、血管内の壁にコブ（プラーク）ができて血の流れを妨害することを動脈硬化といいます。また、大きく硬くなったコブが剥がれて心臓の血管を詰まらせると心筋梗塞になります。

もうひとつは口の中で暴れた歯周病菌が、ダ液を飲み込んだり食事のたびに現代人に多い胃酸分泌の悪い胃を通過して直接腸に達してしまうケースです。そして、腸に炎症を起こして免疫力を低下させるとともに腸の血管から全身にばらまかれ、悪さをくり返します。

●歯周病になると65歳以上の死因1位のがんになるリスクが24%高くなります。
●歯周病になると大腸がんのリスクが1・45倍高くなります。
●歯周病になると食道がんのリスクが43%、胃がんリスクが52%高まります。
●歯周病になるとすい臓がんのリスクが1.6倍高くなります。
●歯周病になると糖尿病のリスクが2倍になります。
●歯周病になると脳梗塞や心臓病のリスクが3倍になります。
●歯周病になると早産や低体重児出産のリスクがなんと7倍に跳ね上がります。
●歯周病になるとアルツハイマー型認知症になる確率が高くなります。

このように、歯周病は放置しておくと全身に悪さをして、がんをはじめとした命を奪う危険性が高い病気を誘発します。そうならないために、歯周病の根本（原因）治療が必要なのです。

ところが、従来の健康保険による治療は、歯みがきと歯石とりだけなので、歯についた歯周病菌を取るだけの対症療法にすぎません。原因を取り除いていないので、再発をくり返し悪化します。

しかし、筆者が行っている歯周病の根本療法である歯周統合医療を実践することで、全身病リスク（特にがん）を減らすことができ、500人以上の人が10年以上良好な結果を残しています。

この歯周統合医療の主軸が食事療法です。歯周病は食事の改善で治るのです。

明日から、ここに書かれていることを実行するだけで、全身の炎症を消して大病のリスクを除くことができます。

この方法は、誰もが実践できる簡単な方法なのです。

目次

第3章 歯周病が原因の全身病

第4章 知らず知らずに歯周病を悪化させ体を蝕む3大要因 酸化、糖化、カビ（カンジダ）

第5章 歯周病を遠ざけ免疫力がアップする9の生活習慣

第6章 知らないと歯を失うだけではすまない、保険治療の落とし穴
——誰も教えてくれない保険適応歯周病治療と保険適応歯科金属のタブー——

装丁：米谷哲也
本文デザイン：白根美和
イラスト：武内未英

第1章

がんの原因となり
命を奪う怖い歯周病

●歯周病の陰に全身病あり
――歯周病が誘発する全身病――

歯周病という病気は皆さんご存じだと思います。多くの人が歯みがきや食事のときに歯ぐきから出血したり、疲れたときなどに歯ぐきが赤く腫れたり痛んだりする経験をしているのではないでしょうか？　日本では、自覚症状のあるなしにかかわらず30代以上の80％が歯周病にかかっているといわれています。

歯周病は進行すると、歯がグラグラになったり抜け落ちる大きな原因となります。しかし、初期の段階では、あまり症状が現れないため、知らないうちに進行するケースが多い病気です。

一時的に出血したり腫れたりしてもいつの間にか治まっていることも多いでしょう。しかし、治まったかのように見えても実は進行しており、やがて歯がグラつくなどの重い症状が現れてしまうのが特徴です。

そして実は、一時的な歯ぐきからの出血や腫れは口の中の問題だけではなく、体全体の免疫力低下のサインであり、がんも含めた命にかかわる病気のサインだということを、お伝えします。

本書では、歯周病という口の中の炎症が、本当は全身の状態悪化や大きな病気のサインであり、適切な対処によって歯周病どころか全身病やがんも未然に防げることについてお話しします。

単なる口の中の病気だと思われている歯周病ですが、実は歯周病が誘発する全身病はがんをはじめとしてこんなにあります。

【肥満】 肥満、メタボリック症候群、サルコペニア
【口】 口腔がん
【心臓血管】 心筋梗塞、狭心症、心内膜炎、心臓弁膜症、動脈硬化
【脳】 脳卒中、脳梗塞、アルツハイマー型認知症
【肺】 気管支炎、肺炎、肺がん
【食道】 食道潰瘍、食道がん
【胃】 胃潰瘍、胃がん
【腸】 大腸ポリープ、大腸がん

【肝臓】　脂肪肝、肝臓がん
【すい臓】　すい炎、すい臓がん、糖尿病
【腎臓】　腎炎、腎臓がん
【骨】　骨粗しょう症
【出産】　早産
【関節】　関節リウマチ
【皮膚】　掌蹠膿疱症《しょうせきのうほうしょう》
（参考文献：奥田克爾著・命を狙う口の中のバイキン）

●自覚症状がないことと健康は違う

人は、自分が病気になってはじめて健康のありがたさを実感します。自分が健康であると思っている人は、健康であるがゆえに食事をおろそかにして、病気が芽生えていることに気づかずに毎日を過ごしています。

では健康とは何でしょうか？

自覚症状がないからというだけでは、健康ではありません。自覚症状がないから自分は健康だと油断して、自覚症状が出てから慌ててもがんで「手遅れ」の場合があります。

●免疫力が正常なら歯周病、全身病やがんは怖くない
――免疫力を落とす原因は食生活――

人には生まれながらにして免疫という、バイ菌、カビ、ウイルス、異物などに反応してケガや病気にならないように体を守ってくれる防御（免疫）反応が備わっています。免疫反応が正常に働いてくれているときは、健康で元気に活動できますが、免疫反応が十分な働きができなくなったときに歯周病、全身病、がんなどの病気になってしまいます。その免疫力を落とす原因が食生活です。多くの人は食生活に気を遣っていることでしょう。ただ、まちがった常識を信じ込んでいる人が多いのも事実です。

●全身病やがんの原因と歯周病との関係
――歯周病の陰には全身病（がん）が潜んでいる――

歯周病の原因は、歯周病菌の感染と免疫力を落とす食生活です。しかも、困ったことに歯周病の陰には全身病、特にがんが隠れています。歯周病と全身病やがんを結びつけているのは、毎日のまちがった食事なのです。

すべての病気はそのまちがった食事にごくささいな心身のストレスが加わることで発症します。多くの人はそのストレスをまぎらわすために暴飲暴食や拒食という行動を起こします。食生活が乱れても健康なうちはこれといった症状は現れません。

しかし、暴飲暴食などは、一時的には気が晴れるかもしれませんが、中長期的にはイライラなどストレスを助長します。乱れた食生活と改善されないストレスが重なり、その結果、腸内環境が悪化して、免疫機能に異常をきたすのです。免疫力が落ちることで歯周病菌が活発になります。そして、歯周病菌が免疫細胞と闘うことで生成される炎症性タンパク質（炎症性サイトカイン）が過剰に分泌されることで、免疫が過剰に活性化します（サイトカインストーム）。そうした炎症は血管を通して全身に拡大され歯周病菌と一緒にばらまかれます。それらが至る所で炎症を起こすことにより全身病やがんになっていくのです。

●病気の状態は3つに分類される

①未病の状態：病気の症状がない病気の一歩手前で放置しておくと、結果病気になるもの

この状態のときに適切な処置をすると健康な状態に戻れるものです。

②自覚症状のあるもの：自覚症状が出現したもの

この状態の時期に適切な処置をして命は助かっても後遺症が残ったり、何らかの不自由さが残るものです。

③自覚症状の現れにくいもの：あと戻りできる状態であっても何らかの原因であと戻りできない状態になり得るもの

実は歯周病は、この自覚症状の現れにくいものに分類されます。歯周病のこの微妙な立ち位置が今後の人生を左右するのです。

●病気はどのようにして進行するのか

病気の進行は、栄養のない偏った食生活とささいな心身のストレスからはじまります。ストレスによってますます食生活が乱れ、自律神経のバランスが崩れることで、腸内環境が悪化します。

そうなると腸内のバイ菌が増殖し、体全体の機能が低下して慢性的な疲労とともに免疫力が落ちて、自ら治す力の低下を招きます。

その結果、

- ●睡眠障害
- ●肥満
- ●貧血
- ●インスリンの出が悪くなる（インスリン抵抗性）
- ●肝臓・腎臓の機能低下（デトックス機能の低下）

■図1:病気の成り立ち（環境・生活習慣・加齢・細菌感染）

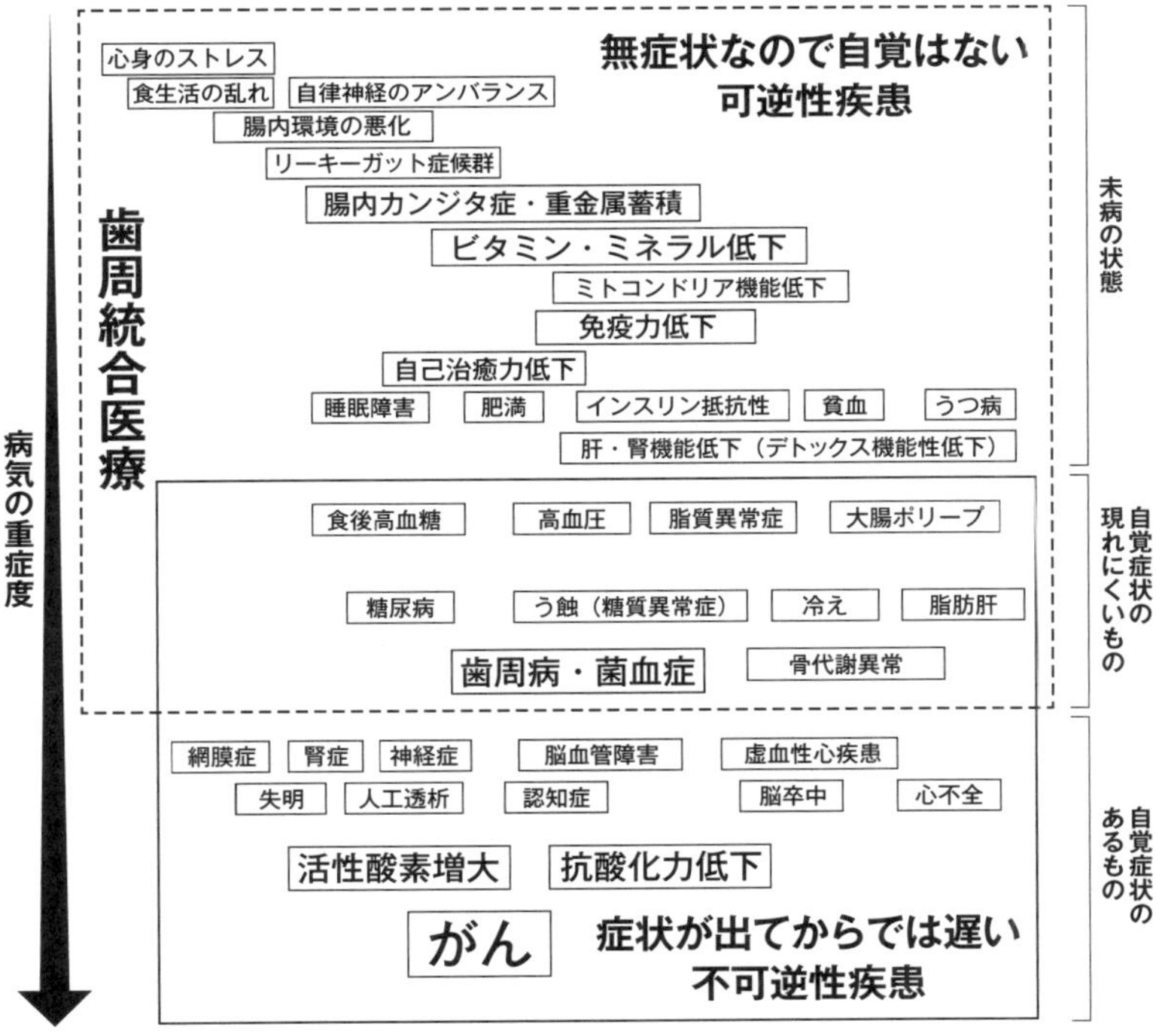

などが起こり、虫歯、歯周病、高血圧、糖尿病、脂肪肝などを導きます。しかし、この段階ではほとんど自覚症状がなく未病の状態です。最初に症状が出てくるケースが多いのが虫歯と歯周病です。それゆえ、虫歯や歯周病は全身状態悪化のサインでもあるのです。この段階では比較的軽い自覚症状なので、病気を甘く見てほったらかしにしておくと、高血圧、糖尿病などの自覚症状の現れにくい病気がどんどん悪化して、がんなどの全身病を発症する確率が高まります。

もしかしたら歯周病という自覚症状が出たときに、全身の検査をして何かしらの異常が見つかったとしたら、早期発見につながり悪化を避けることができます。病気から身を守ることができるのです。

●口の中だけでなく全身に悪影響を及ぼす歯周病菌

歯周病といえば歯と歯肉の隙間（歯周ポケット）から歯周病菌が侵入し歯肉に炎症を引き起こす病気です。進行すると歯を支える骨（歯槽骨《しそうこつ》）を溶かし、歯をグラグラにしてしまいます。30歳以上の80％以上がかかっているといわれています。

昭和の時代、歯周病菌は口の中だけの問題で、全身には影響をあたえないと思われていました。しかし近年、歯周病により全身に回った歯周病菌があらゆる臓器に悪影響をあたえることがわかってきました。歯周病菌が全身病やがんのリスクを上げるメカニズムもたくさん解明されています。

●口は腸の鏡、全身を映し出す鏡（口腸相関《こうちょうそうかん》）

口の中には、1000億～6000億個の細菌がすみ着いていて、健康の手助けをする善玉菌と病気の元になる炎症を起こす悪玉菌が混在しています。

その割合は、善玉菌9割、悪玉菌1割が理想といわれていて、これを顕微鏡で見るとお花畑のように見えるので口内フローラと呼ばれています。口の中の善玉菌と悪玉菌のバランスの取れている人が健康な人、バランスが崩れている人が病気になってしまう人なのです。

一方、腸の中にも善玉菌と悪玉菌、日和見菌の3種類の細菌の塊が見られます。その塊を腸内フローラといいます。腸内フローラの場合、一般的に善玉菌が2割、悪玉菌が1

割、日和見菌が7割の割合で存在することが理想とされています。

口と腸は同じクダ（口～食道～胃～小腸～大腸～肛門）でつながっているので、口の中の状態が腸にも影響しますし、反対に腸の中の状態も口の中の状態に影響を及ぼします。口と腸はお互いに影響を及ぼし合っているのです。このことを口腸相関といいます。

口の中を見ると腸の状態が一目でわかることになり、口の中の悪玉菌が増えることで腸内フローラも乱れます。するとあちこちで炎症が起こり全身病やがんにつながるのです。

●歯周病菌の隠れ家、デンタルプラーク

デンタルプラークとは、歯垢《しこう》やバイオフィルムと同じ意味の言葉で、歯につく歯周病菌（細菌）の塊です。食事のあと、歯をみがかずにいるといつの間にか、歯と歯の間や、歯と歯肉の間にネバネバした白い塊がつきます。それがデンタルプラークです。

歯肉の縁より上の部分にあるデンタルプラークには、空気がないと生きていけない（空気を好む）細菌が多く、歯肉の縁より下の歯周ポケットの中には、空気がなくても生きていける（空気を嫌う）細菌が多く存在します。

■図2:デンタルプラーク（歯垢）の構成要素

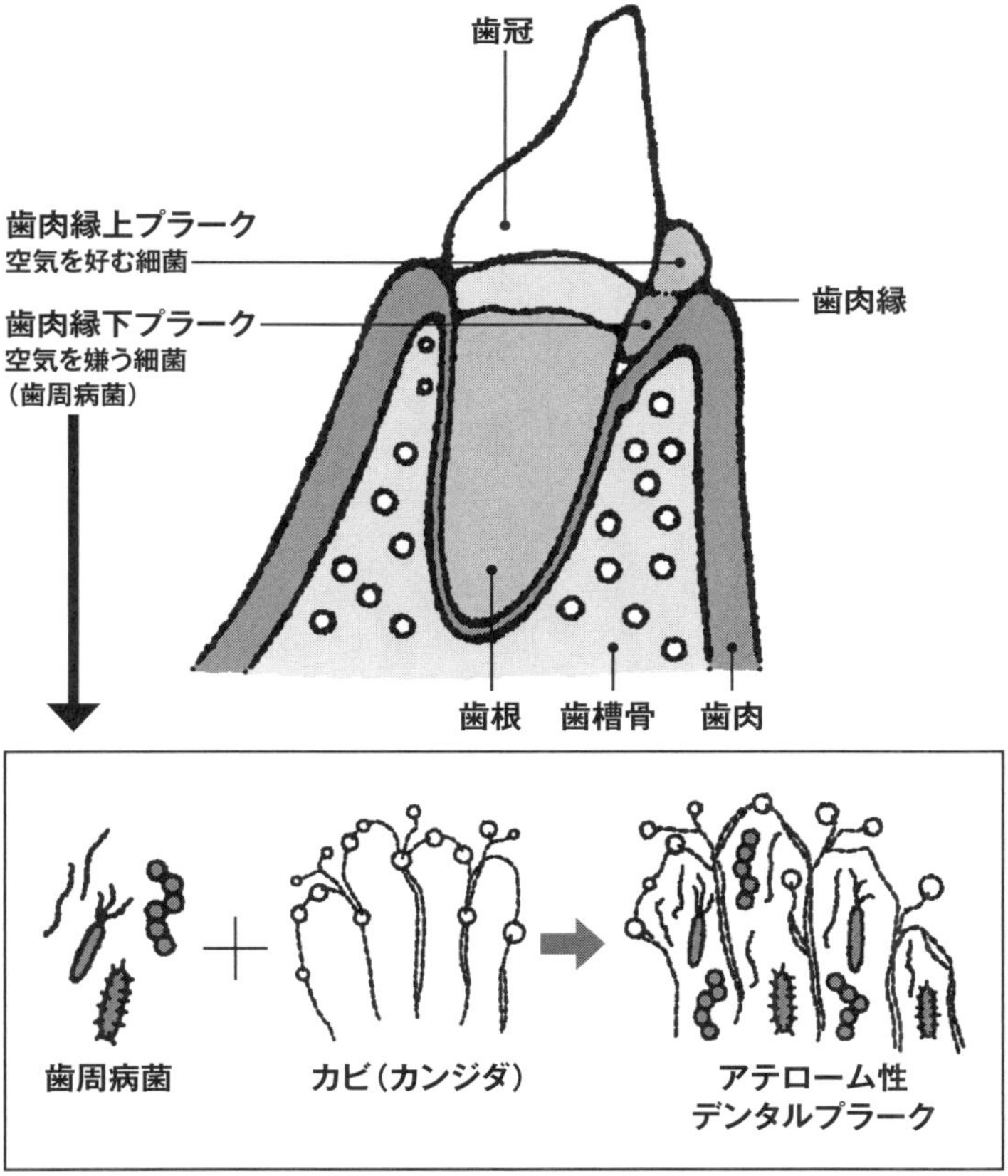

デンタルプラークはこれらの細菌が集まり塊をつくっているとともに、その塊を取り囲むカビ（カンジダ）が鎧のようにまとわりついています。このカビは、お互いが硬い鎖のようにくっつき合ってこれら歯周病菌をしっかり守っているのです。そのため、デンタルプラークは、うがいでは落ちません。

デンタルプラークを除去するには、歯ブラシや糸ようじ（デンタルフロス）などで機械的に除去するか、抗真菌薬（※1）を作用させたあと、抗菌薬（※2）で細菌を除去するしか方法はありません。口の中の細菌で全身に悪さをするのが、デンタルプラークの中の空気がなくても生きていける（空気を嫌う）歯周病菌です。

※1抗真菌薬：カビ（真菌）に有効な薬
※2抗菌薬：それぞれある範囲の細菌に対して有効な薬ですが、ウイルスやカビに対しては効力がない

●歯周病発症のメカニズム

何日も歯をみがかなかったり、歯みがきの方法が悪くみがき残しがあると歯周病菌が増殖して、デンタルプラークを歯と歯肉の間につくります。その細菌が歯肉の粘膜を破り、

中に入り込み悪さをします。

また、歯周病菌は口の中のカルシウムやリン、出血した歯肉から出た血液のカルシウムやリン、血小板を元に歯石をつくります。歯石は、細菌の塊なので、歯石をそのまま放置していると、初期の歯肉炎を起こしてしまいます。初期の歯肉炎であれば、歯石除去などの的確な治療や、ケアで治ります。

しかし、長期に渡り放っておいたり、ケアがまずかったりすると、取り残した古い汚れや歯石の中の歯周病菌に免疫細胞(白血球、リンパ球など)が対抗して、前述しましたが、免疫細胞と歯周病菌との闘いが起こります。その闘いが炎症性タンパク質を産生してさらに悪化した炎症を引き起こします。炎症を起こした歯肉は、熱っぽくなり、腫れて痛み出し、やがて血や膿みが出て、どんどん歯を支えている骨を溶かします。重度の歯周病では、進行を止めることしかできず、溶けた骨は、元に戻ることはありません。これだけでは治まらず、歯周病菌と、歯周病菌と闘って産生される炎症性タンパク質は、血流に放出されると同時に口からダ液や食べ物と一緒に飲み込まれ、腸から体中にばらまかれます。こうして歯周病菌は口から遠く離れた重要臓器の健康に悪影響をもたらすのです。

それでは、具体的にどのような悪影響があるのか見ていきましょう。

●菌血症と腸内のディスバイオーシス（腸内細菌のバランスが乱れた状態）について

1．血管から侵入して全身に歯周病菌をまきちらす菌血症

悪い食習慣と歯周病菌の感染により歯周病になってしまったことに気づかず、何の改善もせずに生活していると、食事や歯みがきのたびに歯周病に感染した部位の破れた血管から歯周病菌が全身にばらまかれる菌血症を引き起こします。

そのメカニズムを説明しましょう。

歯周病菌の中にはせん毛と呼ばれる動物のシッポのようなものを持っているバイ菌がいます。歯周病菌が口の中の破れた血管に入り込んだ場合、そのせん毛で血管の細胞壁（血管の内膜細胞※）を溶かして血管の壁の中に侵入し、血管の細胞壁の間(内膜と中膜の間)に感染を起こします（P83図8参照）。

すると、体の免疫細胞が歯周病菌を見つけ出し、血管の中や血管壁の中で闘いをくり広げます。その結果、炎症性タンパク質がつくり出されます。

前述したように、そこでつくり出された炎症性タンパク質と歯周病菌が、血液を通して

■図3：歯周病菌などは2通りの方法で体に侵入する

❶歯ぐきの破れた血管から歯周病菌が入る

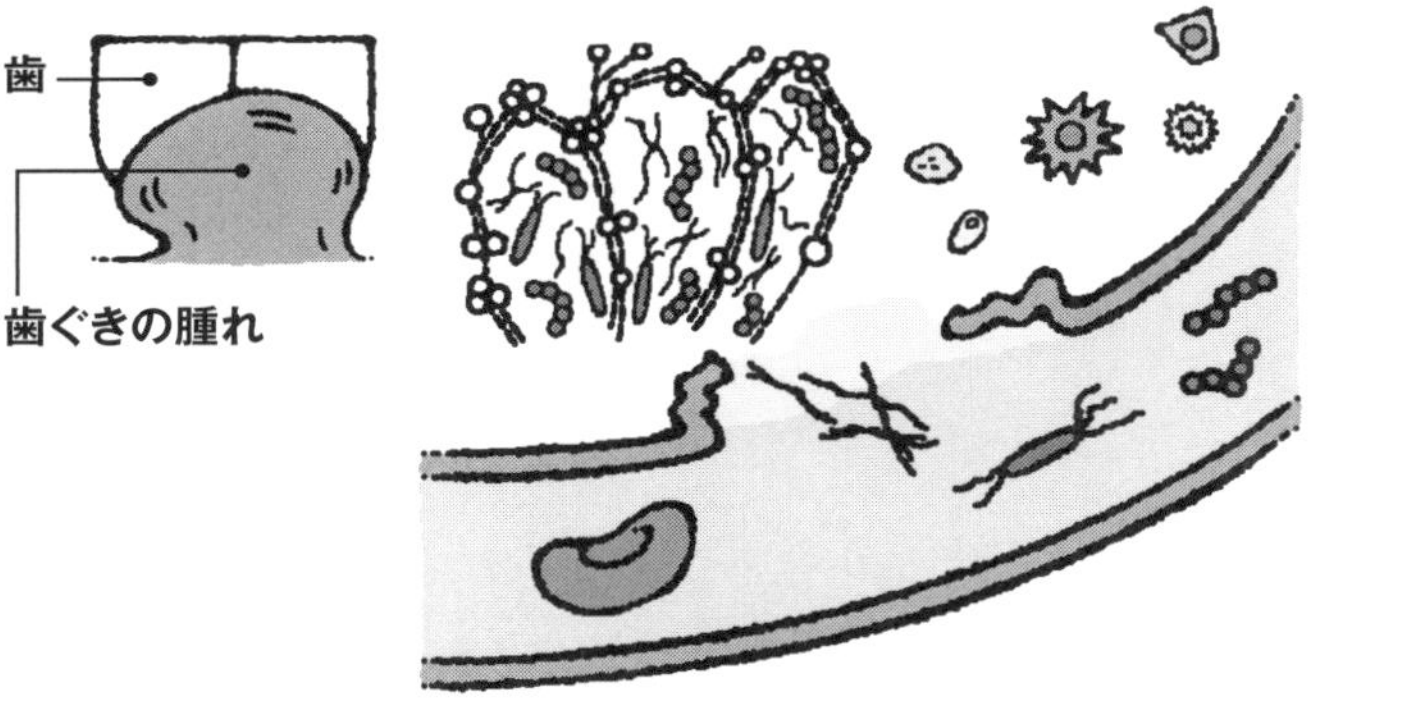

❷口から歯周病菌などを飲み込む

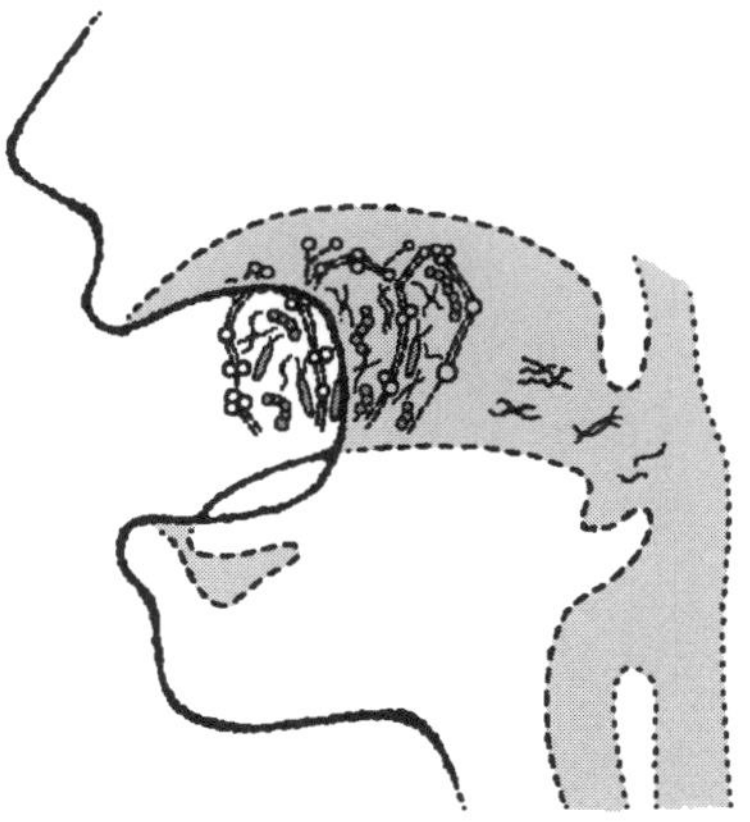

歯科治療後は、献血できない！

体中をめぐることで全身に悪影響をあたえることになるのです。

※血管壁は、内側から内膜（血管内皮細胞）を含む、中膜、外膜の3層構造になっています。

2. 口から侵入して腸内環境をこわし、全身に歯周病菌などをまきちらすディスバイオーシス

歯周病菌を飲み込むと、以前は胃酸で殺されていました。しかし現代人の胃酸分泌の減少により胃酸に溶かされることなく、歯周病菌がダイレクトに腸に到達するようになりました。その歯周病菌は、口の中と同じように腸内の善玉菌の異常減少と悪玉菌の異常増殖による腸内細菌のアンバランス（ディスバイオーシス）を引き起こします。それによる腸内環境の悪化によって、腸内にいる歯周病菌が全身にばらまかれます。

この2通りのルートによってばらまかれた歯周病菌により、全身病が発症するのです。このため歯科治療後の献血は、輸血患者さんに菌感染させる危険性があるので禁止されています。

●歯周病から体を守る

現在、歯科医院で行っている保険の歯周病治療は、原因を取り除いてはいません。そのため何回歯科医院に通っても一時的に症状は軽減しますが、歯周病が根本的によくなることはありません。歯周病によるがんから体を守るためには歯周病の本当の原因を知り、原因を除去することが大切です。くり返しますが、**歯周病の原因は、カビと歯周病菌による感染と免疫力を落とす悪い生活習慣（食習慣）です。**

では、どうすれば歯周病菌が悪さをしないようになるのでしょうか。それは、歯周病菌が体の中に入ってきても歯周病にならないような強い体をつくることです。そのためには生活習慣の改善、特に食事に気を遣い、免疫力を正常な状態に保つことがとても大切です。これは、歯周病に限らずどの病気の改善にもあてはまることです。

●免疫力を上げるために必要な腸内環境（口腸相関）

免疫力を上げるためには、口内フローラのバランスと腸内フローラのバランスが大切です。口内フローラのバランスが乱れると、腸内フローラも崩れてしまい、そのバランスの乱れを早期に改善しないと、免疫力を上げるために必要な栄養素が取り込めなくなります。そのため免疫反応の異常が起きて、病気が進行してしまうのです。

ではどのようにして、口の中の環境悪化が腸内に影響をあたえるのでしょうか？

●腸の構造

腸の内側には多くの突起が存在し、柔らかい毛足の長い絨毯《じゅうたん》のようになっています。この突起のおかげでより表面積は大きく、体に必要な細かく砕かれた食べ物、ビタミン、ミネラル、アミノ酸、糖などの栄養分を効率よく吸収し血管に届けやすくしています。

人の体を隔てているのは、皮膚だけではありません。消化管（口腔、食道、胃、腸など）や呼吸器（鼻、気管、肺など）の内面は皮膚と同じく空気や食べ物と接していて、体内にもかかわらず外からの影響を強く受けています。また腸には、免疫細胞の70％が集まっていて簡単に体内に異物が侵入できないように3つの異なるバリア機能が存在します。

■図4:腸粘膜のバリア機構

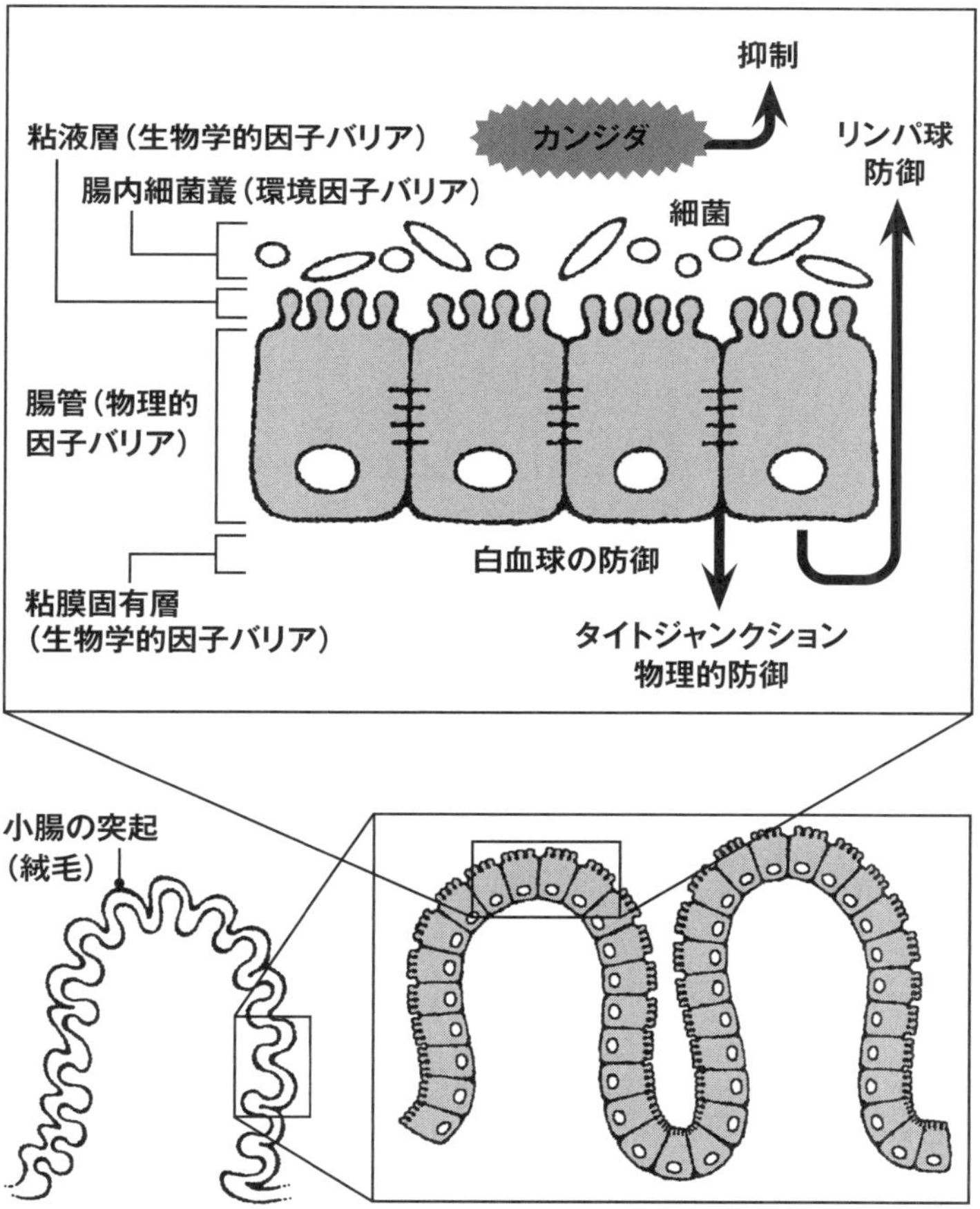

●腸の重要な役割である免疫力の仕組み

小腸の突起の絨毯《じゅうたん》の中に、免疫を司る細胞（パイエル板）が点在していて、その外側にある組織が腸で免疫活動をはじめます。そこはできたばかりの免疫細胞の実践道場のようなもので、ここで修行して免許皆伝になってはじめて敵と対等に闘える闘士になるという感じです。免疫細胞は消化しきれなかった食べ物や細菌を捕獲し、細胞の中に取り込みます。そうして消化しきれなかった食べ物や細菌が体に入るのを防いだり、細菌の毒素を中和したりします（図4参照）。

このように、腸の働きによって病原菌が退治されているわけですが、これらの免疫細胞と深くかかわっているのが腸内細菌です。200種、100兆個以上の腸内細菌と免疫細胞が外敵から身を守ってくれているのです。たとえば、乳酸菌（L・ロイテリなど）が増えると免疫力が増強されることはよく知られています。乳酸菌は、強力な免疫を強化する物質を持っていて、それが腸の免疫細胞を刺激していることがわかっています。

しかし前述したように、歯周病になると、歯周病菌や炎症性タンパク質などが、菌血症を起こし直接体内に侵入したり、口から飲み込まれて腸内に侵入して、口の中同様ディス

■図5:腸の免疫反応

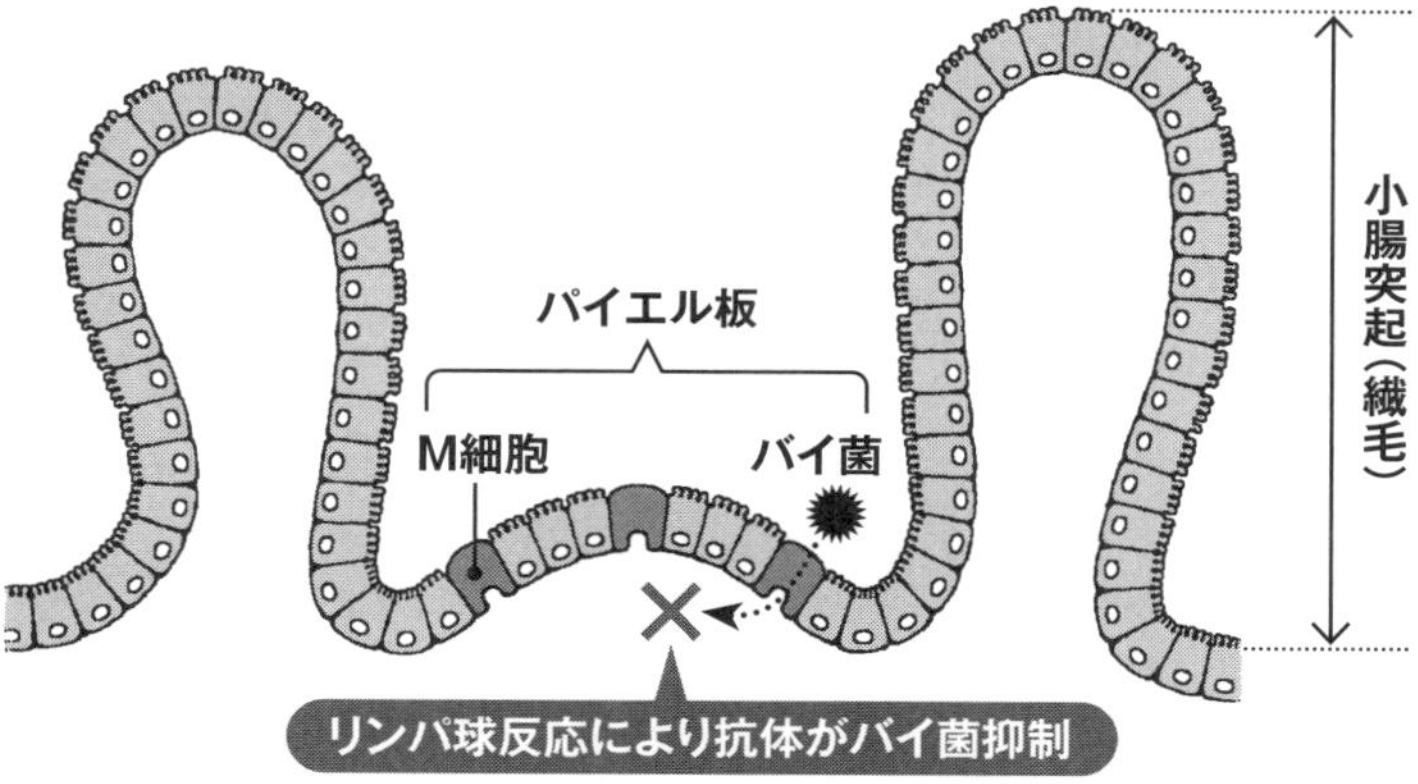

腸内で免疫反応の60～70%が活動

バイオーシスを起こします。そのため腸はバリアがこわれるリーキーガットを起こします。歯周病菌はこわされた腸粘膜バリアの部分（リーキーガット）から血管を通って全身に送り込まれます。そして再び感染している元の歯肉へ移動して、歯周病の重症化を引き起こすのです。

●腸内環境を悪化させるリーキーガット症候群（LGS）

では、リーキーガットとはどのような症状なのでしょうか？

リーキーとは英語で「液体などが漏れる」という意味で、腸は英語でガット（Gut）です。リーキーガットとは「腸粘膜に小さな穴が空き、異物侵入防護バリアがこわれた状態で、異物（菌・ウイルス・タンパク質など）が血管内に漏れ出すことです。

前述したように、口から飲み込んだ歯周病菌は胃酸の影響をほとんど受けずに腸に到達します。その結果、腸内では悪玉菌（有害菌）が異常増殖することで、善玉菌が減少して腸内環境が乱れてしまいます。それがリーキーガット症候群（LGS）と呼ばれる症状を引き起こします。

リーキーガット症候群になってしまうと腸内環境が悪化するだけでなく、免疫力が格段に低下します。なぜなら、こわれたバリアの部分から歯周病菌をはじめとした有害物質が体内に入り込むからです。そして歯周病のさらなる悪化、ひいては全身病やがんの大きな原因となります。

そのほかに、リーキーガット症候群（ＬＧＳ）は、糖質をエサにカビ（カンジダ）が異常増殖することや腸内環境を悪化させる医薬品（抗菌薬など）、添加物入りの食品、小麦のグルテンなどを分解するときに腸壁が出す溶解性タンパク質（ゾヌリン）の増加で、腸内の防御壁を溶かしてしまうことによっても引き起こされます。よくない食生活がリーキーガットとさらなる免疫力の低下を引き起こします。

次章ではよくない食生活とは何かを具体的に見ていきましょう。

第2章

腸内バリアを破壊し
免疫力を低下させる、
驚くべき食べ物

●小麦、牛乳、白砂糖の害と遺伝子組み換え食品、食品添加物の深い闇

この章では歯周病の悪化と、全身病の大きな要因ともなる腸内バリア破壊の原因についてもう少しくわしく説明します。

腸の破壊を引き起こす大きな原因はその食生活にあります。なかでも小麦、牛乳、白砂糖がその原因となる3大食品です。これらの食品はそれぞれ単独でも病気の原因になるのですが、その複合摂取が全身病やがんの発症に複雑に関与しています。

●腸と脳をこわし免疫力を低下させる小麦の害

現代日本人の80〜90％は、小麦が合わない体質だといわれています。というより小麦が合わない体質にさせられたといっても過言ではないかもしれません。今、日本で使われている小麦粉は、10％が国産であとの90％が輸入です。その90％の内訳はアメリカ49・8％、カナダ33・4％、オーストラリア16・8％です。

アメリカは、小麦に放射線をあてたりして虫がつかないようにしたうえ、風で倒れないように背丈を低くして収穫しやすくし、収穫量の多い品種を開発しました。このような小麦をつくった結果、それまでに比べてグルテンを多く含む品種になりました。また、日本輸出用の小麦の収穫量をより多くするために、収穫前に農薬（ラウンドアップ――ベトナム戦争で使用した枯葉剤と同じ成分）をかけます。このため、本来の小麦とは似ても似つかぬ小麦になってしまいました。

小麦を食べるなら、ポストハーベスト農薬（ラウンドアップなどの発がん物質が多く含まれる農薬）を使わないという点で国産小麦がよく、さらにグルテンが少なめで遺伝子数も従来の数である古代小麦ならなおよしです。

しかし、日本の小麦粉はほとんどがアメリカから輸入したパン小麦で、日本で栽培されている小麦もほとんどがグルテンの多いパン小麦です。

小麦のグルテンには、麻薬のような依存性があり、小麦粉依存症を発症させ、免疫異常、消化器異常、がんの原因になるといわれています。

●小麦はなぜ体に悪い

小麦でできた食品は？　と聞かれたら、何を思い浮かべますか？

パン、パスタ、うどん、ラーメンなどですね。

小麦でできている食べ物、パン、パスタ、うどん、ラーメンの麺などは、プリプリ、モチモチした食感でそれが美味しさの秘訣です。

パンなどの小麦食品は、水と小麦粉を混ぜてつくります。そのとき、小麦粉の成分のひとつで粘着性があるベタベタタンパク質（グリアジン）と、もうひとつの成分で弾性があるゴムタンパク質（グルテニン）がひとつになってグルテンになります。そのためあのようなプリプリ、モチモチした食感になります。

小麦食品（パンなど）を食べると、胃でグルテンが消化されベタベタタンパク質とゴムタンパク質に分解されて腸に送られ、腸の腸管から吸収されます。そのとき、ベタベタタンパク質が腸管壁に接着するため、腸管壁から溶解性タンパク質（ゾヌリン）が分泌されてベタベタタンパク質を溶かしていきます。現在使用されている小麦は昔ながらの古代小麦と違いグルテンの多い小麦のため、腸管壁に多くのベタベタタンパク質がへばりつきます。そのため溶解性タンパク質も多く分泌されます（P44図6－a参照）。

過剰に分泌された溶解性タンパク質が腸管壁の物理的バリアである防御壁までも破壊して前述したリーキーガットを起こします。そのリーキーガット部から歯周病菌、炎症性物質、細菌やウイルス、消化されない食物、溶解性タンパク質など有害物質が体内に侵入し、血液を通して全身に放出されるのです（P44図6－b参照）。

腸管壁を破壊した溶解性タンパク質は、血液に運ばれて脳の中の血液脳関門（脳に有害物質が入らないように関所のような役目をする）の毛細血管などの密集した血管の細胞バリア（タイトジャンクション）をも破壊し脳内に炎症を起こします。これをリーキーブレイン症候群といいます（P88図10参照）。これについては後述します。

また、過剰に食べた小麦はカビの栄養分にもなります。そのためカビ（カンジダ）が増殖します。腸内のカビが増殖すると腸内環境のバランスが乱れて悪玉菌が増えてしまいます。これもリーキーガットの一因であり、全身に炎症をまきちらす原因になるのです。

しかも、免疫細胞がリーキーガットによって体内に侵入したグルテンを異物や有害なものとみなし、攻撃してしまうため全身にさまざまなアレルギー症状を引き起こします。

■図6-a:グルテンとリーキーガット症候群

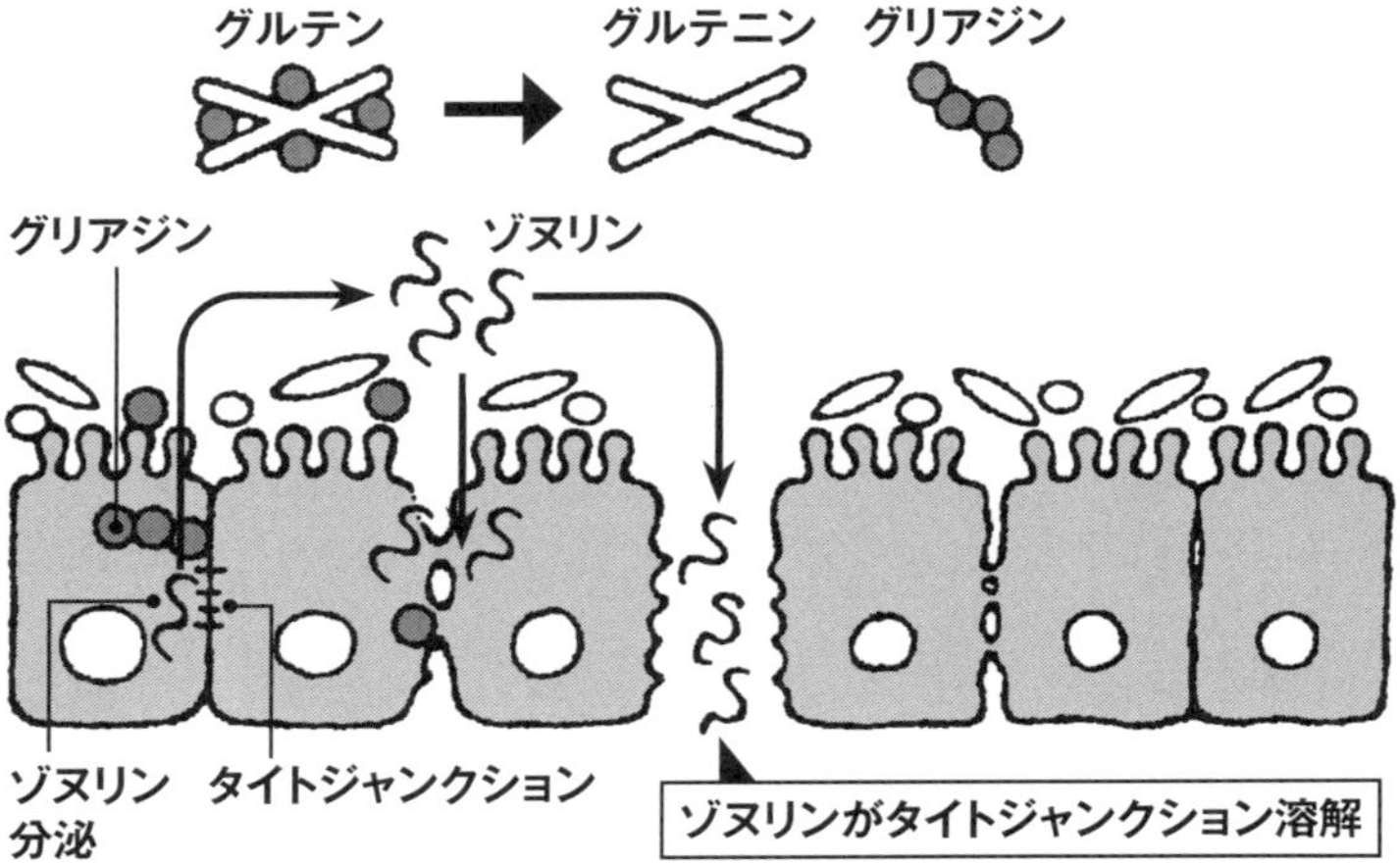

■図6-b:リーキーガット症候群と歯周病菌

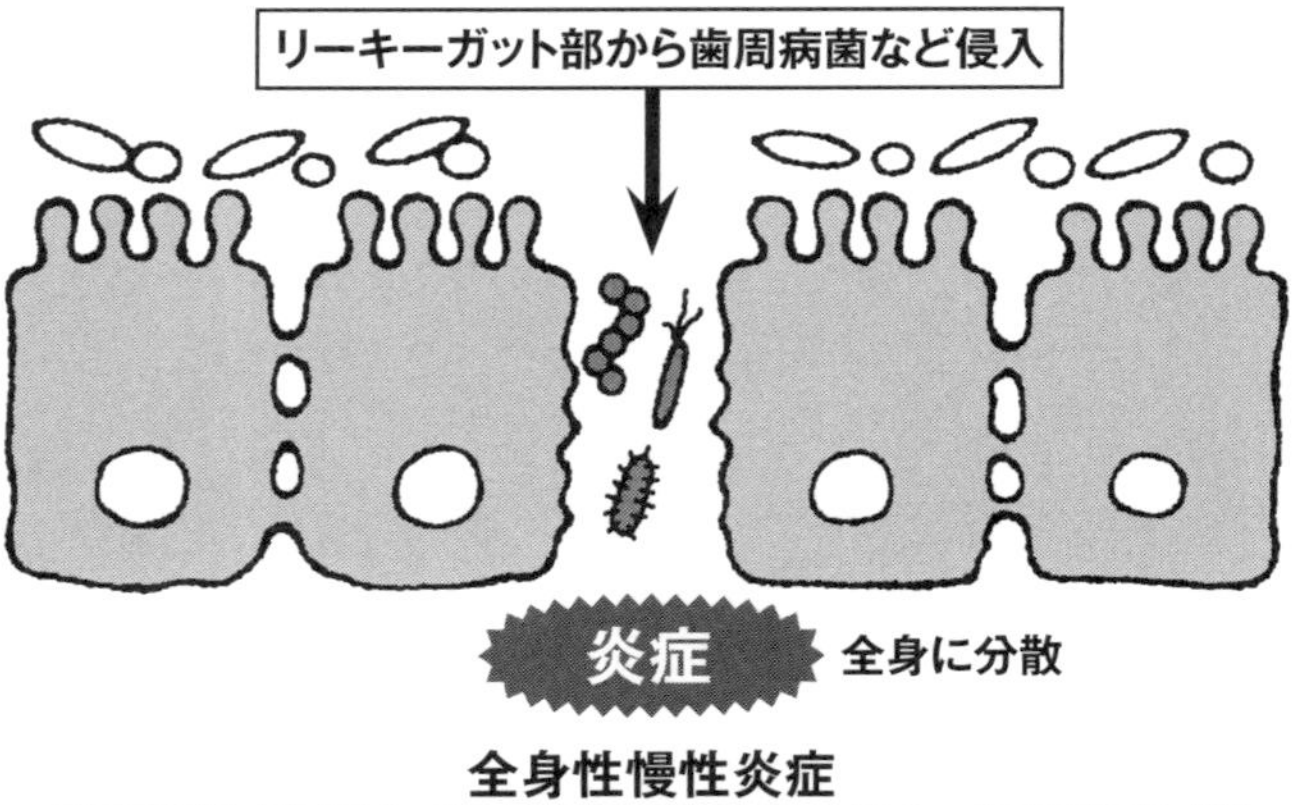

全身性慢性炎症
（糖尿病、高脂血症、肥満、認知症、がん、歯周病など）

さらに小麦には小麦デンプンも多く含まれています。

小麦デンプンは、ほかの糖質よりも消化・吸収が早いため、食後血糖値の乱高下（グルコーススパイク）を招きやすく、体内で活性酸素を発生させます。これにより体内炎症が起こりやすくなり、生活習慣病（糖尿病、肥満など）、自己免疫疾患（リウマチ、橋本病など）、がんなどさまざまな全身疾患の原因になります。

小麦食品を摂ることで、さまざまな全身病が起こる可能性が高まるのです。

●小麦のグルテンによって起こるアレルギー

小麦のグルテンによって引き起こされる害のおもな例を紹介します。

①すぐに現れるグルテンアレルギー（即時型アレルギー）

小麦が体内に入るとすぐに体の防御機能が反応して炎症性物質を出します。そのため、皮膚のかゆみ、蕁麻疹、くしゃみ、鼻水、腹痛、下痢、のどの違和感、呼吸困難などが生じます。

②遅れて現れるグルテンアレルギー（遅延型アレルギー）

小麦を摂取して、数時間から数日経って反応が出ることがあります。その場合、ほとんどの人はアレルギーだとは気づきません。しかし実際には小麦によるアレルギーが原因の頭痛、めまい、うつ病、倦怠感、情緒不安定、アトピー、喘息などの症状を示します。

③グルテンによる自己免疫疾患

リーキーガットの有無にかかわらず、腸管壁の細胞にグルテンが取り込まれると、免疫細胞は有害物質が入ってきたと勘違いして攻撃します。すると小腸絨毛突起《しょうちょうじゅうもうとっき》が傷つき、栄養吸収ができなくなってしまいます。リーキーガットではこの反応が顕著に現れます。その結果、慢性の下痢、腹部膨満感と痛み、体重減少、慢性疲労、過敏性腸症候群が生じます。

クローン病や過敏性腸症候群などは、グルテンに対する抵抗力が弱くなるグルテン不耐症※によって引き起こされるセリアック病ではないかともいわれています。

※グルテンを食べることで、グルテンを消化できず、下痢、嘔吐などさまざまな症状が出現すること

④グルテン中毒

グルテンが胃で消化されると、炎症性物質がつくられます。それが脳に到達すると麻薬と同じような幸福感を感じ、また中毒症状で満腹中枢が麻痺して、食欲増進するという依存症状が引き起こされます。パンがおいしくてやめられない、パスタを食べても、すぐにまた食べたくなってしまうなどの小麦依存症は、脳に達した炎症性物質が原因です。

●グルテンが原因で起こる全身病

●がん

●腸の病気

過敏性腸症候群、潰瘍性大腸炎など

●神経系異常

自律神経失調症、神経症、頭痛、パーキンソン病、多発性硬化症など

●精神疾患

うつ病、躁うつ病、統合失調症、不安障害、自閉症、多動症、認知症など

●自己免疫疾患

慢性関節リウマチ、橋本病、バセドウ病、全身性エリテマトーデス、サルコイドーシスなど

●皮膚疾患

アトピー性皮膚炎、疱疹《ほうしん》状皮膚炎、乾癬《かんせん》、掌蹠膿疱症《しょうせきのうほうしょう》など

●慢性疾患

自律神経失調症、線維筋痛症、慢性疲労症候群、副腎疲労など

●生活習慣病

歯周病、糖尿病、肥満など

まとめ

日本で食されている小麦のほとんどは輸入されていて、品種改良されたうえに危険とされている農薬まみれのものがほとんどです。そのため食べれば食べるほど、小麦中毒やリーキーガットを招き、アレルギーや認知症、全身病、がんの原因になっています。

●まちがいだらけの牛乳神話

――牛乳を飲めば飲むほど腸内環境を悪化させ、免疫力を低下させてがんをつくる――

牛乳は、健康食品だし、カルシウムが多いので骨粗しょう症の予防になるから、毎日飲んだほうがいいと思っていませんか？

私たちは子どもの頃から学校給食で毎日牛乳を飲まされて育ってきました。その習慣から、水代わりに牛乳を飲んで、お風呂上がりに牛乳を飲む。そして、下痢をして腸内環境を悪化させます。それにもかかわらず、この循環が病気の原因なんて少しも疑わず牛乳を飲み続けているのが現状です。しかもまちがった知識を植えつけられていまだに改善しようとしません。

牛乳を飲めば飲むほど骨粗しょう症になりやすく、腸内環境を悪化させ、免疫力を低下させて、がんになりやすくなることが欧米の研究でわかっています。

●牛乳に関連した病気

●哺乳瓶を長時間くわえることで起こる虫歯

●目の病気

白内障

●耳の病気

滲出性中耳炎《しんしゅつせいちゅうじえん》

●気管支の病気

気管支炎

●皮膚病

ニキビ、発疹

●アレルギー

遅延性アレルギー性鼻炎

●自己免疫疾患

慢性関節リウマチ、一型糖尿病

●神経疾患

多発性硬化症

●脳血管障害

アテローム性硬化症

●胃腸の病気

便秘や下痢、潰瘍性大腸炎、クローン病、胃腸出血

●精神障害

発達障害

●生殖器疾患

月経異常、子宮内膜症、卵巣膿腫《らんそうのうしゅ》

●がん

前立腺がん、乳がん、白血病

●突然死・慢性疲労

●骨の病気

骨粗しょう症、歯周病

●日本に牛乳健康神話がはびこる理由

牛乳は、日本の第二次世界大戦敗戦後の食糧難のときにマッカーサーが日本人の栄養源として、当時アメリカで消費しきれないで余った牛乳の消費拡大のために日本に導入しました。

同時に、アメリカの小児科医ベンジャミン・スポック博士の書いた育児書が牛乳健康神話を確たる地位に押し上げました。１９４６年に小児科医としてスポック博士は「スポック博士の育児書」を出版しました。これはベストセラーになり、昭和41年に、日本語に翻訳されました。その本には、牛乳や乳製品を積極的に摂ることが健康につながるという内容が書かれていました。しかし、晩年、スポック博士は、牛乳が体によいということはまちがいであることを認め、牛乳や乳製品は摂るべきではないということを第7版で改訂しています。ところが、この改訂版は日本では翻訳、出版されなかったのです。

そのため日本人のほとんどは牛乳の害を知らずに、体によいものとして保育園でも学校でも給食として牛乳が義務づけられています。

では、なぜ牛乳は体によくないのでしょうか？

●腸内環境を悪化させる乳タンパク質カゼイン

牛乳の成分は、乳タンパク質のカゼインが約80％を占めています。これは牛乳の固形分の主要成分のひとつです。カゼインは、3種類のα型、β型、κ《カッパ》型に分けられます。牛乳には、α型カゼインが一番多く含まれています。しかし日本人は、α型カゼイン分解酵素を持っている人が少ないので、牛乳を飲んでも消化できず、下痢をして腸内環境を悪化させるのです。

また日本でつくられる牛乳は欧米と違い、殺菌のために短時間で超高温加熱されます。そのためタンパク質が熱で変性し、酵素も失われてしまうので消化できないのです。しかも、加熱によってビタミン・ミネラルも破壊されてしまいます。そのうえ、飲みやすくするために、脂肪を細かく砕き酸素と結びつきやすくしています。この処理を行うことで酸化物質（後述）をつくり出し、細胞にダメージをあたえてがんをつくりやすくします。また熱処理によるタンパク質の変性によって、人体では消化できないトランス脂肪酸（後述）ができたりもします。

くわえてα型カゼインは胃酸と反応するとガゼインの塊をつくります。ガゼインの塊とは、牛乳にレモンや酢などの酸性物質を入れると白く固まった物質ができるように、牛乳が胃酸と混じり合って粘着力のあるタンパク質に変わったものです。カゼインの塊が腸に送られると小麦のグルテンと同様、腸管壁に接着するので、腸粘膜から溶解性タンパク質（ゾヌリン）が分泌されます。くり返しますが、それがリーキーガットの原因となり腸内で炎症を起こします。また乱れた腸内環境下では、ビタミン・ミネラル、特に鉄の吸収が妨げられます。女性は生理があるので牛乳を飲むと鉄欠乏になり、鉄欠乏性貧血を発症する率が格段に上がるのです。牛乳をよく飲む人は、ビタミン・ミネラルが不足するので肥満、疲労感、無気力などの症状が出やすくなります。これら一連の炎症性反応が牛乳による食物アレルギーなのです。

前述したように、食物アレルギーには、体がすぐに反応するアレルギーと遅れて反応するアレルギーがあります。

すぐに反応するアレルギーは、検査で出る場合や症状ですぐにわかりますが、検査しても検査項目に対して何も反応がないのに、湿疹やかゆみがなかなか治らない場合、遅れて反応するアレルギーの可能性があります。

遅れて反応するアレルギーはアレルギーというよりも腸内環境を悪くして、腸に炎症が出現したものと考えられます。

また小麦同様、牛乳の乳タンパク質からも麻薬のような物が出るために依存性があり、牛乳が好きでなかなかやめられないといったことが起こるのです。牛乳が大好きというケースは、牛乳依存症となっています。そして、長期的に体に悪影響をもたらしているのです。

●牛乳と乳がんの関係

月経前症候群や月経困難症になる女性の場合、その多くは小麦のグルテンと牛乳のカゼインの摂りすぎが原因のひとつだと指摘されています。

同様に女性の乳がん発症率と牛乳の関係も指摘されています。乳牛は牛乳を取るために強制的に妊娠させられて、女性ホルモンを出し続けています。ジェイン・プラントの乳がんに関する著書「乳がんと牛乳」（径書房刊）によると、牛乳に含まれるインスリンに似た成長ホルモン（ＩＧＦ–１）と女性ホルモンにより、乳腺細胞が異常増殖し、がんの原因になっているということです。

牛乳の生産量を増やすために、大半の乳牛には成長ホルモンが注射されています。ホ乳類の乳は、血液からできているので、凝縮された牛乳にもかなりの量が注射された成長ホルモンの影響を受けているものと思われます。

また、現代の牛乳は女性ホルモンの含有量も非常に高いです。乳がんと女性ホルモン（エストロゲン）の関係は多くの人が知るところですが、牛乳を飲む人は相当な量の女性ホルモンを飲んでいることになります。

また、乳牛は、乳腺炎の予防・治療のために抗菌薬を投与されています。その抗菌薬が牛乳に残留しそれを飲むことになります。くわえて、遺伝子組み換えされた穀物に抗生物質が混入されたものをエサとして食べています。そんな条件で飼育された乳牛は、相当量のホルモンや抗生剤、遺伝子組み換えされた穀物の影響をおおいに受けているので、本当に危険な食品なのです。残念ながら、日本で生産されている大半がこのような牛乳です。

そのような理由で男性は、精子の減少と前立腺がん、女性は乳がんなど生殖に関係する箇所のがんが多発するのです。

それだけでなく、新生児にとって先天性異常、じんましん、喘息、発疹、アレルギー症状、1型糖尿病などの誘発の原因となるので、生後6ヶ月までの赤ちゃんには、よほど特別な事情がない限り牛乳を飲ませないほうがよいでしょう。

●〝牛乳は、カルシウムが多いから健康にいい〟はまちがい。牛乳で歯周病や骨粗しょう症が悪化する

牛乳は血中濃度比で比較すると人間の母乳の11倍カルシウム量が多い食品ですが、そのカルシウム量がそのまま吸収されて骨や歯に蓄積するかというとそんなに都合よくいきません。人間は体の状態を一定に保つための機能（ホメオスタシス）を持っています。カルシウム量の多い牛乳を飲むと人間の必要量を超えてしまうのでカルシウムが過剰にならないようにマグネシウムが働いてくれるのです。このようにカルシウムとマグネシウムはお互いに調節（拮抗《きっこう》）し合っています。

牛乳を飲むと血中カルシウム量が過剰になるので、骨と筋肉からマグネシウムを取り出しバランスを保ちます。そのため今までバランスが取れていた骨のマグネシウム量が極端に減少するので、逆に骨折や歯を支える骨の減少が起こりやすくなります。かえって歯周病や骨粗しょう症が悪化するのです。

日本人は食の欧米化と添加物が多い食品の増加に伴い、体内のマグネシウムがどんどん失われています。日本人に歯周病や骨粗しょう症が多いのはそのためです。

また、カルシウムは、リンと結合します。これが石の原因となります。血中カルシウムの多い人は、本来石灰化しない臓器に石のような物質をつくってしまうのです。これを異所石灰化といいます。

牛乳はリンも多い食品です。異所石灰化により歯にできた石のようなものが歯石で、これは血液中の過剰なカルシウムとリンが原因です。さらにつけくわえるならば、リンは不足よりも摂りすぎることのほうが問題とされ、低カルシウム状態で化学調味料とリンが多量に含まれているカップ麺や冷凍食品を食べることで、よけいにカルシウムや鉄の吸収を妨げます。そのうえ、リンはほかのミネラルと結合して体に必要な栄養成分の吸収を妨げるので、満腹にはなるけれど必要なミネラルが欠乏する新型栄養失調の原因となります。

また、牛乳は、カルシウムの吸収にも関係があります。カルシウムは胃で吸収されやすく分解されたのち、腸で吸収されます。ところが、牛乳のカルシウムは胃で吸収されやすく分解されないため、腸で吸収しにくくなります。また、加熱殺菌されたときに乳タンパク質が変化するので、異物と判断されて体内にあったカルシウムごと排泄されてしまうのです。そのとき、腸の中には消化されにくい変性タンパク質が残ります。リーキーガットを起こしている腸は、この変性タンパク質を血中に取り込みます。腸が吸収できる量は決まっているので、ビタミン・ミネラルの吸収が滞ってしまいます。その結果、血液中にカルシウムが吸収されず、体に必要なカルシウムが不足します。それを補うために体の中の骨からとって増やします。そのとき骨のカルシウムとマグネシウムがそれぞれ流出するので骨が弱くなり、これも歯周病悪化や、骨粗しょう症の原因になるのです。

保険の歯周病治療をして、何回も歯石取りをしているというのに歯周病が再発するのは、カルシウム濃度とリン濃度が高いにもかかわらず、できた歯石を除去するだけの目先の処置しかしないためです。歯周病予防には、血中カルシウム濃度とリン濃度などを測るなど、長期的な対策が必要なのです。

●口と体にとって大切なカルシウムとマグネシウムの作用

人が健康を維持するために必要な主要（必須）ミネラルは、16種類あります。

その中でも口の中の健康に必要なミネラルは、カルシウム、マグネシウム、リン、亜鉛の4種類です。口に関係するミネラルのうち味覚に関するミネラルが亜鉛です。亜鉛が不足すると味覚異常の原因になります。

カルシウム、マグネシウム、リンは骨の代謝に関連するミネラルで、このミネラルが不足すると、歯周病の進行と同時に骨粗しょう症が悪化します。

歯は顎《あご》の骨に植《う》わっているためにこのミネラルが不足すると歯がグラグラして抜ける原因になるのです。

●カルシウム

カルシウムは、骨（骨カルシウム）、血液（血清カルシウム）、細胞内（細胞内カルシウム）などに存在します。

(1) 骨カルシウム

骨と歯で体の中の約99％のカルシウムを含みます。人の骨格や歯を形成することで、運動機能を支え、血液中のカルシウム濃度を調節します。骨格を形成するカルシウムは、ヒトの運動機能を間接的に支える存在です。

(2) 細胞内カルシウム

カルシウムは細胞内にも含まれます。ホルモン・神経伝達物質・酵素などの分泌を指示したり、酵素の働きの調節、筋肉の収縮、細胞の増殖・分裂などのサポートをする役割をします。

●カルシウムの働き

1. 骨や歯をつくる

カルシウムのもっとも代表的な働きが、骨・歯をつくることで、小腸で吸収されたカルシウムが骨の中に蓄えられ、歯や骨格を形成しています。

カルシウムが不足すると、骨が曲がったり折れやすくなります。

2. 骨粗しょう症予防

骨粗しょう症とは、骨の原料となるカルシウム、マグネシウム、ビタミンD、ビタミンKが不足することで、骨の中身がスカスカになる状態です。

骨粗しょう症を防ぐには、カルシウムだけでなくマグネシウム、ビタミンD、ビタミンKが最低限必要です。カルシウムは骨に吸収されることで、骨を硬く頑丈にするので、ほかのミネラルと一緒にカルシウムを十分に摂ることで歯周病や骨粗しょう症予防になります。

3. 血の固まりを助ける

カルシウムは血液が固まるのをサポートしています。

止血機能を活性化させる作用があるので、歯肉からの出血をおさえるうえで欠かせない成分です。

4. ストレス緩和

カルシウムには、脳や神経の興奮を鎮める作用があるので、ストレスを和らげる効果も期待できます。カルシウムが体の過度な緊張状態を防止するため、精神的にもリラックスしやすくなります。

●カルシウムの正しい摂り方

カルシウムの1日の摂取基準量は成人の場合1日につき、650〜800㎎です。

カルシウムは、牛乳からではなく野菜・魚介類・藻類などから摂取することが大事です。

カルシウムが不足すると、不足分を補うために骨に蓄えられているカルシウムを取り込みます。そのため骨の形成に支障が出て骨がもろくなり、歯周病や骨粗しょう症のリスクが高くなります。骨が柔らかくなる骨軟化症も、同じくカルシウム不足が原因です。しっかり摂取基準量を摂取することにより、このようなリスクをなくすことができるのです。

●マグネシウム

マグネシウムは、体の中の約50〜60％が骨に沈着し、残りの約40％は筋肉や脳、神経に存在します。体の中では、生命維持に必要なさまざまな代謝に関与しています。

●マグネシウムの吸収と働き

マグネシウムはおもに小腸で吸収され、腎臓で排泄されます。腸管での吸収はビタミンDによって促進され、過剰なカルシウムやリンによって抑制されてしまいます。マグネシウム量が不足すると、血中の濃度を一定に保つために腎臓でのマグネシウムの再吸収が行われたり、骨からマグネシウムが放出されたりすることで補っています。

またマグネシウムは体の中で３００種類以上の酵素（生物がつくり出す触媒）の働きを助けています。生命を維持するためのエネルギーを生み出す仕組みに関係し、カルシウムと対抗（互いに拮抗）して筋肉の動きをコントロールしたり、血管を広げて血圧を下げたり、血栓（血の塊）をつくりにくくしたりする作用もあります。このように多くの働きをしているミネラルなのです。

●マグネシウムの1日の摂取基準量

1日のマグネシウムの推奨量は、年齢や性別で異なります。10～74歳の男性では、210～370mg、10～74歳の女性では、220～290mgと定められています。サプリメントなどの通常の食品以外からの摂取量は成人で1日に350mg以内（小児の場合は体重1kgあたり5mg）と制限されています。

●マグネシウムが不足すると

マグネシウムが不足すると、不整脈、虚血性心疾患、動脈硬化症などのリスクが高まります。また、吐き気、精神障害などの症状が現れたり、筋肉の痙攣を起こしやすくなったりします。さらに長期的なマグネシウムの不足が、歯周病、骨粗しょう症、心疾患、糖尿病、高血圧などの生活習慣病のリスクを高める可能性が指摘されています。

●マグネシウムの過剰摂取

体の中で過剰なマグネシウムは尿中に排泄されるので通常の食事で過剰症になることはありません。しかし、腎機能が低下している場合には高マグネシウム血症、血圧低下、吐き気、心電図異常などの症状が現れます。また、通常の食事以外でマグネシウムを過剰に摂取すると、下痢を起こすことがあります。

●マグネシウムを多く含む食品

マグネシウムは、藻類、魚介類、穀類、野菜類、豆類などに多く含まれています。

まとめ

牛乳を飲むと体の中のカルシウム量が多くなるため、リンやマグネシウムを骨や筋肉から奪って代謝します。そのため骨が柔らかくなり、骨粗しょう症や歯を支える骨を弱くします。また牛乳は腸に炎症を起こし、有害物質を体内に入れてしまうリーキーガットの原因にもなります。カルシウムは牛乳以外から摂取することが重要です。

●麻薬のように体を蝕む白砂糖

いまや白砂糖は、入っていない食品を探すのが難しいくらい広く使用されています。白砂糖の使用量の増加に比例して、糖尿病をはじめとする、全身の慢性疾患やがんなどが増加しています。

その理由を説明しましょう。砂糖を摂ると血糖値が急激に増加するので、それに対応するためにすい臓からインスリンが分泌されます。急激な血糖の上昇と下降（グルコーススパイク）をくり返すと、インスリンの過剰分泌により低血糖状態になってしまいます。その結果、自律神経のバランスやホルモンバランスを崩し、脳に影響を及ぼしたり、脳にタンパク質のゴミ（アミロイドβなど）がたまり認知症を発症しやすくなったりします。また、白砂糖の摂りすぎによってリンパ球の働きが低下し、細菌やウイルスに対する抵抗力が弱まります。その結果、全身の病気を招く原因になるのです。

●栄養ドリンクは歯周病を悪化させるだけでなく全身病をつくる

健康のために栄養ドリンクを飲んでいる人も多いでしょう。しかし栄養ドリンクの成分は、ほぼ糖類（白砂糖、ぶどう糖果糖液糖など）と水です。

栄養ドリンクを飲むとカフェインなどの影響で一時的に元気になったように脳が錯覚しますが、糖分の血中濃度が高いと血液を酸性にするので体内のカルシウムを使って正常に戻そうとします。そのとき使われるカルシウムは歯や骨から奪われるので、歯や骨に蓄えられたカルシウムが消費されるとともにマグネシウムも消費され、これもまた歯周病や骨粗しょう症になりやすくなります。

これと同じ症状を示す飲み物が、コーラ（ゼロカロリー、ノンシュガーを含む）、スポーツドリンクなど清涼飲料水です。

●白砂糖の副作用

1. 常習性（習慣性）

砂糖を食べ続けると、甘さの少ないものをまずく感じるようになり、習慣的に甘さの強いものをほしがるようになります。

2. 増量性

はじめは、少ない甘味でも満足できていたものが、徐々に強い甘みをほっするようになります。

3. 潜在性

砂糖を過剰摂取していてもすぐには体に変化が感じられないので、自覚症状は現れず、知らないうちにゆっくり病気が進行します。

これって何かの症状に似ていませんか？

白い粉で、常習性があり、徐々に増量したくなり、自分で気づいたときはやめられなくなっているものといえば、麻薬です。そして砂糖や麻薬と同じ症状を示す食べ物が、一見砂糖とは関係なさそうなフライドポテトやポテトチップスです。

●ファーストフードのフライドポテト

ファーストフードのポテトは、次亜塩素酸ナトリウム（ハイターなどの液）を薄めたもので ジャガイモのデンプンを取り除いたあとに砂糖漬けにしています。それを安い植物性油脂で高温調理し、精製された塩（99％ナトリウム）で味つけしたものです。見た目は普通の食べ物のように見えますが、中身は自然界に存在しない砂糖や脂肪まみれの化学食品に加工されています。大人だけではなく、将来のある子どもには絶対に食べさせてはいけない食品であることにまちがいありません。

まとめ

白砂糖は、習慣的に甘さの強いものをほしがる麻薬のような常習性があり、はじめのうちは、少ない甘味でも満足できていたものが、徐々に強い甘みをほっするようになります（増量性）。そして、すぐには体に変化が感じられないので、自覚症状が現れないまま、知らないうちにゆっくり病気が進行します（潜在性）。すなわち、白砂糖は免疫力を低下させて、歯周病のみならず、糖尿病や全身病、がんの原因になるのです。

●歯周病と添加物や遺伝子組み換え食品との関係

添加物や遺伝子組み換え食品を食べると、これらは消化されにくいので、腸はリーキーガット症候群（ＬＧＳ）を起こしやすくなります。前述したようにリーキーガットを起こすことで免疫力が低下すると同時に、口の中に歯周病菌のいる人は、体の中に取り込まれた歯周病菌などが活発化します。その結果、さらに口臭や歯周病が悪化すると同時に、添加物や遺伝子組み換え食品によるアレルギーや歯周病菌による炎症性タンパク質の相乗効果で、全身病やがんのリスクが増加します。

日本では、まだ広く知られていませんが、海外では遺伝子組み換え食品の危険性について多くの論文が発表されています。

今の日本は世界屈指の遺伝子組み換え作物の輸入国であり、知らないうちにもっとも遺伝子組み換え食品を食べている国なのです。

たとえば、表示義務のないとうもろこしのスナック菓子や植物油などは、大半が遺伝子組み換え作物が原料です。また化学調味料の製造工程は、「サトウキビから糖蜜をとった搾りかすを遺伝子組み換え微生物を使って発酵させてグルタミン酸ナトリウムに結晶化」しているようです。つまり残念ながら、遺伝子組み換えと表示がない食品にも大量に遺伝子組み換え食品が使用されているのが現状です。

（※厚生労働省「遺伝子組み換え食品・添加物に係わる制度について」3・高度精製添加物・食品の取り扱い　より）

●食品添加物より恐ろしい食品・タンパク加水分解物

無添加という表示にだまされる物質、「タンパク加水分解物」。無添加と表示されている白出汁などの主原料になっているので注意が必要です。

タンパク加水分解物は、食品に分類されるので法律上は添加物ではありません。そのため表示義務がなく、無添加と表示されています。タンパク加水分解物は、元がよくわからないタンパク質を加水分解（酸や酵素で分解）してつくり出すもので、製造過程で発がん性のある物質（クロロプロパノール類）ができます。そのためEUなどでは、厳密な使用基準値が定められていますが、日本では普通に食品扱いされています。化学調味料（アミノ酸等）よりも心配な物質であるといえます。

●未来の子どもまで病気にする食品添加物

そもそも食品添加物が使われる理由ですが、消費者が安く手軽に買えて、見栄えがよく、美味しいものを求めた結果、企業努力によって開発されました。見栄えをよくするために着色料を使い、食中毒を起こさないように防腐剤を使い、風味をよくして食欲を増進するために化学調味料や香料を使い、低価格にするため品質改良材を使って消費者ニーズに応えているのです。原価を抑えるために、本来必要なものとはまったく異なる材料と添加物で、あたかもそのものであるかのように錯覚させてしまう、本物の材料とは似ても似つかないものができ上がってしまいました。いくつか例を紹介します。

●清涼飲料水

砂糖と水と添加物だけでできたもので、果汁などはほとんど入っていません。

●だしの素

大半のだしの素は添加物だけでつくられていて、鰹、醤油、味噌、豚骨風などさまざまな味をつくり出しています。栄養価はゼロです。

●醤油・みりん風調味料

「風調味料」と書かれた商品は、もち米、米麹など本来の原料を使わずにつくっています。

これらを毎日の食事で摂っていたら、栄養が摂れないばかりか腸内環境は悪化し、いつ病気になってもおかしくありません。しかも最近は、添加物の表示方法がわかりづらくなっています。政府は、消費者が安全だと思ってしまうような、添加物の内容がよくわからない表示に法律を改正してしまいました。たとえば次のような例です。

●添加物一括表示

添加物が少ないと錯覚させるかのように2種類以上の化学調味料を使う場合は、〝アミノ酸等〟と一括表示していいものがあります。アミノ酸と書かれると天然添加物のようですね。

●添加物表示免除

製造過程で使っていても販売する商品に残留していないといわれる添加物や、菓子パン、揚げ物など裸売りしているもの、コーヒーフレッシュのようにパッケージが小さい商品などは、添加物表示が免除されています。何が使われているかは消費者にはわかりません。

●添加物によって失われるもの

●食の伝統技術

日本古来の食べ物である、漬物、味噌、練り物、醤油、酢などをつくるには熟練した技と技術の継承が必要ですが、「コストダウン」や「熟練した技と継承の困難さ」を理由に添加物に置き換えたため伝統技術が失われています。

●家庭の味（おふくろの味）

醤油、味噌、ドレッシング、麺つゆ、焼肉のたれなどの調味料、インスタント食品、レトルトパック、冷凍食品、加工食品によって、家庭本来の味が損なわれています。

●子どもたちの味覚

昨今、子どもたちの味覚は添加物まみれの食品によって、さまざまな旨味を判別する能力が削ぎ取られ、単一化したものしか識別できなくなっています。味覚異常の子どもが増えているのです。

●健康

添加物が多い食品はビタミンやミネラルが不足しているので、生活習慣病にかかりやすくなってしまいます。

もっと怖いのは、両親がこんな生活を続けていると、生まれてくる子どもや、孫にも健康リスクが及ぶといわれていることです。

ひとつひとつの食品に含まれる添加物の量はそれほど多くはないかもしれません。しかしこれらの食品を毎日複数種類、複数回食べているのではないでしょうか？　そう考えると1日あたりの摂取量は相当多くなっていると考えられます。

第3章

歯周病が原因の全身病

●歯周病が全身に影響を及ぼす共通のメカニズム

体の中に歯周病菌が侵入すると、体が感知して免疫細胞を歯周病菌のいる場所に送り込みます。そこで免疫細胞と歯周病菌が闘い炎症性タンパク質を出します。この反応は、どの臓器でも起こる共通のメカニズムです。

炎症性タンパク質が血管を通して全身に運ばれて各臓器に到達すると、その臓器でも免疫反応により炎症性タンパク質が出され、炎症が増大（サイトカインストーム）して病気が悪化していきます。これこそが歯周病に起因する全身病やがんに共通したメカニズムです。

●歯周病と肥満（肥満、メタボリック症候群）の関係

歯周病と肥満との関係をお話しする前に、まず、肥満とは何かを説明します。

人の脂肪細胞には、白くて丸い細胞・白色脂肪細胞と赤茶色に見える細胞・褐色脂肪細胞があります。

食べすぎると太るのは、体の中の白色脂肪細胞が巨大化し、限界になると別の小さな白色脂肪細胞を新しくつくるという工程をくり返すからです。

白色脂肪細胞は、血液の中に脂質や糖などの中性脂肪が増えると、脂肪をエネルギーとしてため込む役割を持っているので、それを取り込んでどんどん膨らみます。太るとお腹に肉がついてくるのはこれが原因です。

白色脂肪細胞は太る過程で、炎症性物質をつくり、血糖値を上昇させたり、血管内でコブ（プラーク）をつくり、血液の流れを邪魔したり、血管を塞いだりして、動脈硬化、脳梗塞、心筋梗塞を促進させます。その他、血圧を上昇させ高血圧や動脈硬化の原因にもなります。

それに対し、褐色脂肪細胞は熱をつくり、エネルギーを放出するので、肥満とは逆の効果を生み出します。褐色脂肪細胞の出すタンパク質は、血圧、中性脂肪を低下させる働きのあるアデポネクチンの分泌を促進します。しかも傷んだ血管の修復、動脈硬化の防止を行い、満腹中枢を刺激し、食欲を抑制する働きもあります。

●歯周病菌が肥満の害を加速させる

そこで歯周病と肥満との関係です。歯肉内で産生された炎症性タンパク質や歯周病菌などが血管から白色脂肪細胞に取り込まれ炎症を起こします。炎症が起きた白色脂肪細胞は、炎症を抑える褐色脂肪細胞が持つ脂肪を燃焼して熱を生成するタンパク質の分泌を抑えます。

また、白色脂肪細胞は、内臓脂肪の蓄積によって増加する炎症性タンパク質の影響でインスリン分泌を低下させ血糖値を上昇させるので、糖尿病を発症させます。同様に炎症性タンパク質の分泌は、動脈硬化、脳梗塞、心筋梗塞、高血圧の原因になるだけでなく、どんどんいろいろな病気を進行させます。さらに脂肪細胞から分泌された変性タンパク質が血中に流れ込み、歯肉に逆戻りして歯周病を悪化させます。

肥満者が植物性油脂（サラダ油など）、砂糖、牛乳製品、パン・ラーメンなどの小麦製品を食べることで、さらに腸内環境が悪化するとともに、尿酸値が増加して肝臓で処理できなくなった尿酸が高尿酸血症を起こします。その尿酸が血管を通して全身に放出されてますます歯周病が悪化していくのです。

■図7：歯周病と脂肪の関係

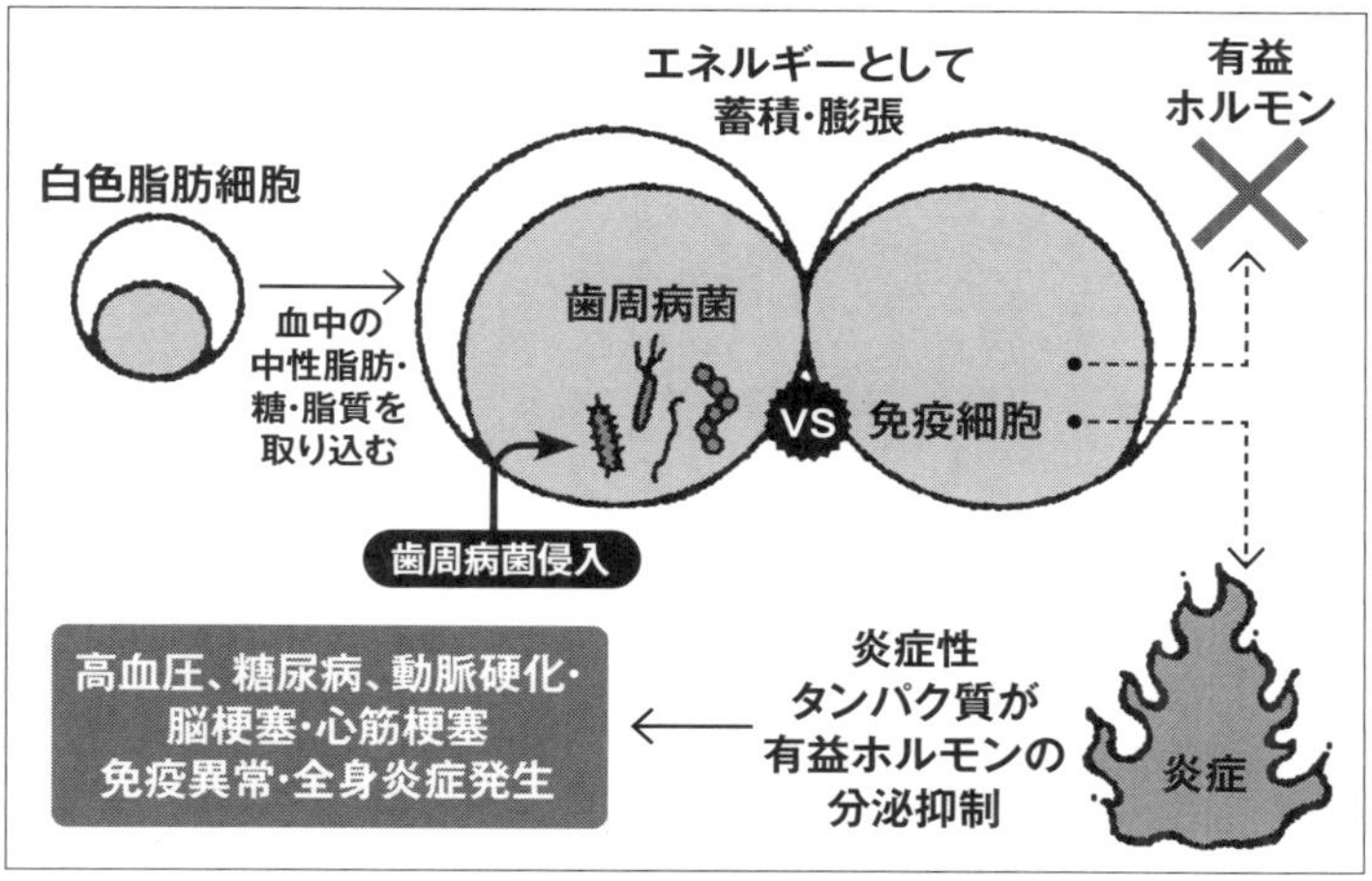

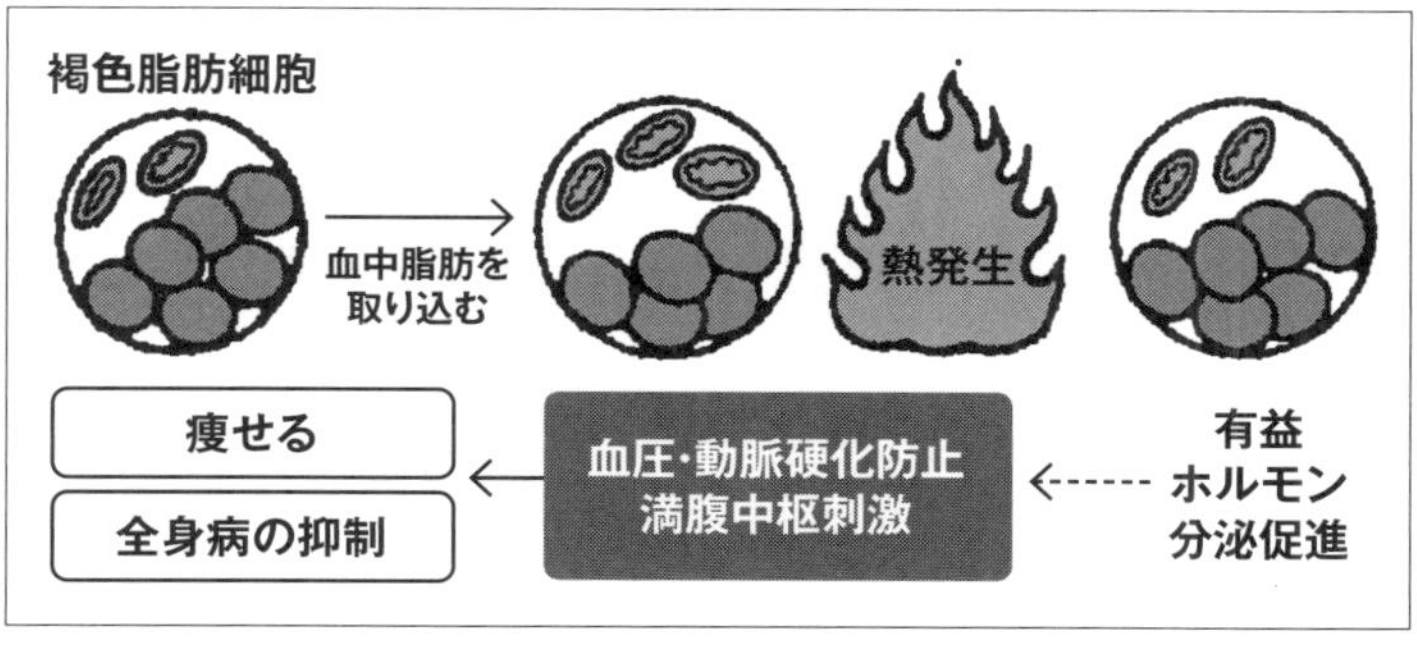

肥満者は5年後に数本以上の歯を失うという報告があります。肥満者は保険の歯周病治療後2〜6ヶ月後には、治療効果がほとんど発揮されず、さらに歯周病が悪化することが明らかになっています。この結果は、筆者の臨床データとも一致しています。

●歯周病とアテローム性動脈硬化（心臓血管疾患）の関係

歯周病になると、前述した2通りのルートで血管内に侵入した歯周病菌は、免疫細胞と闘い、その結果体内で炎症性タンパク質が異常に分泌されます。このタンパク質が変性して血管を傷つけながら硬く膨れ上がり血管の中にコブ（プラーク）をつくって血管をますます狭くします。

さらに免疫細胞が死ぬとともにプラークが血液中の酸化悪玉コレステロール、血小板、カルシウムなどを取り込み、大きく硬い塊のコブ（血栓）をつくります。そのコブがはがれて血管内を移動し血管をふさぐことで、血流が低下します。たとえば、心臓に栄養をあたえている血管がこのような影響を受けると、心臓の組織が十分な栄養や酸素を受け取れなくなり心筋梗塞の原因となります。このように血中の歯周病菌が広範な炎症反応を呼

■図8：歯周病とアテローム性動脈硬化

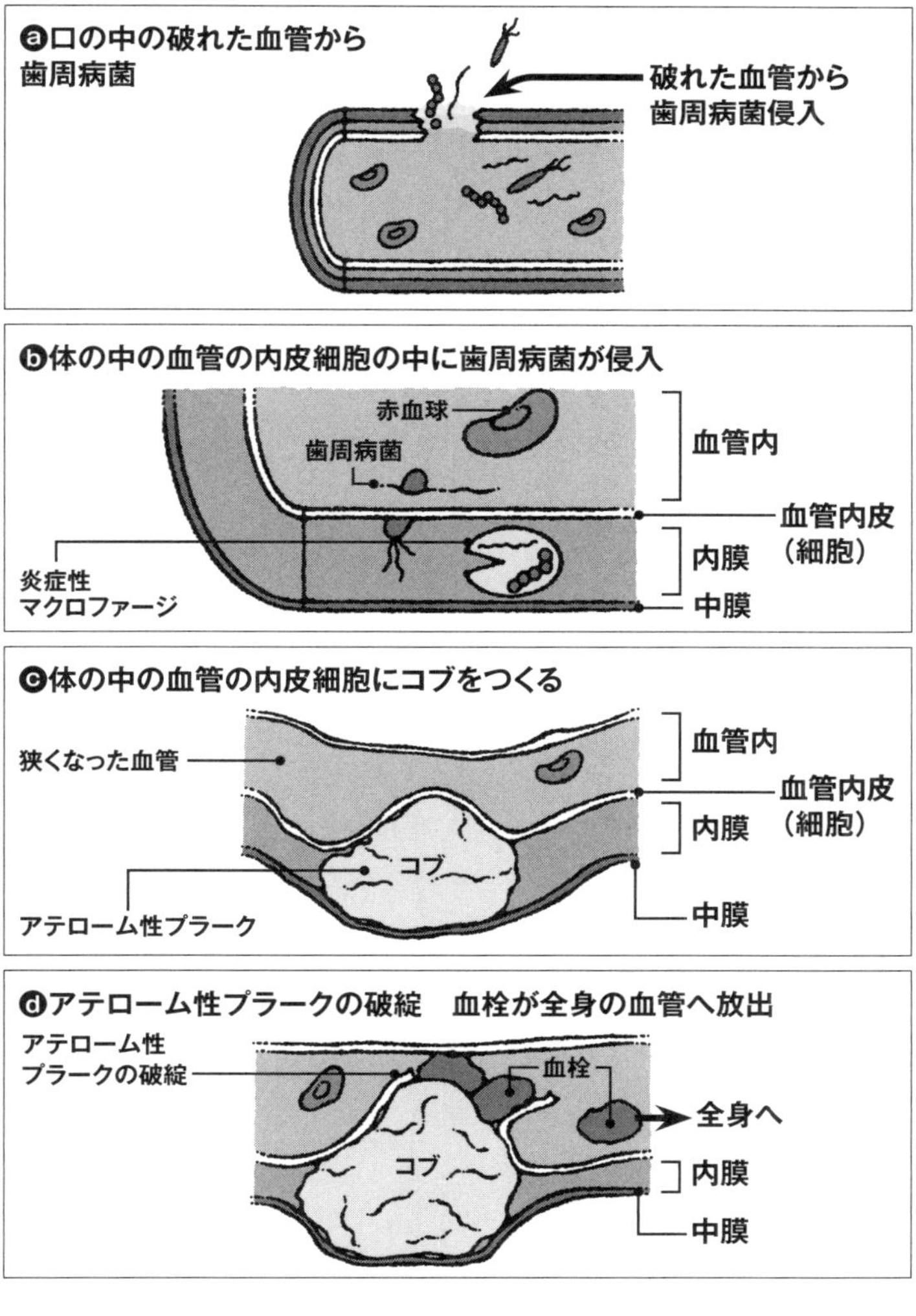
ⓐ口の中の破れた血管から歯周病菌
破れた血管から歯周病菌侵入
ⓑ体の中の血管の内皮細胞の中に歯周病菌が侵入
赤血球
歯周病菌
血管内
血管内皮（細胞）
内膜
中膜
炎症性マクロファージ
ⓒ体の中の血管の内皮細胞にコブをつくる
狭くなった血管
血管内
血管内皮（細胞）
内膜
コブ
アテローム性プラーク
中膜
ⓓアテローム性プラークの破綻　血栓が全身の血管へ放出
アテローム性プラークの破綻
血栓
全身へ
コブ
内膜
中膜

び起こし、血管疾患（脳心臓血管障害）を加速させるのです（P83図8参照）。

●歯周病と心内膜炎、心臓弁膜症の関係

全身をめぐり心臓に到達した歯周病菌は心臓の内側の膜に入り込みます。それによって心臓の内側の膜に炎症を起こしたものが心内膜炎です。

同様に歯周病菌が、血管に侵入し、心臓弁の膜について炎症を起こしたものが心臓弁膜症となります。

●歯周病と糖尿病の関係

歯周病は、血糖値の調節にも影響を及ぼします。高い血糖値を下げるためにすい臓がインスリンを産生し、血液中の糖は細胞内に吸収されます。その後、筋肉でエネルギーとして処理され余ったものは肝臓に蓄積され、血糖値は正常に戻ります。

しかし肥満や歯周病による全身の炎症があると、炎症性タンパク質が肝臓や脂肪細胞か

らつくられます。そしてその炎症性タンパク質の影響で、糖が筋肉でエネルギーとして処理されず肝臓にためられて全身にばらまかれ、高血糖状態が続きます。同時に肝臓、すい臓、筋肉、脂肪細胞などに作用してインスリン分泌を抑制（インスリン抵抗性）し糖尿病を悪化させます。

●糖尿病がなくても歯周病で血糖値が悪化する

重度の歯周病は、糖尿病がなくても血糖値を上昇させることがあります。その結果、体の細胞がインスリンに反応しにくくなっていきます。

歯周病により高い血糖値が続くとその過剰な糖にほかのタンパク質も結合しはじめ、歯周病など全身の炎症を促進する物質である、終末糖化産物（ＡＧＥｓ）がつくられます。この物質が病気の治癒を妨げるのです。糖尿病がすでに存在する場合は、歯周病が血糖コントロールをさらに困難にし、腎臓病や心臓病など、糖尿病の晩期合併症（発病から数カ月から数年経ってからの合併症）のリスクを増大させます（Ｐ86図9参照）。

■図9：糖尿病と歯周病との相互関係

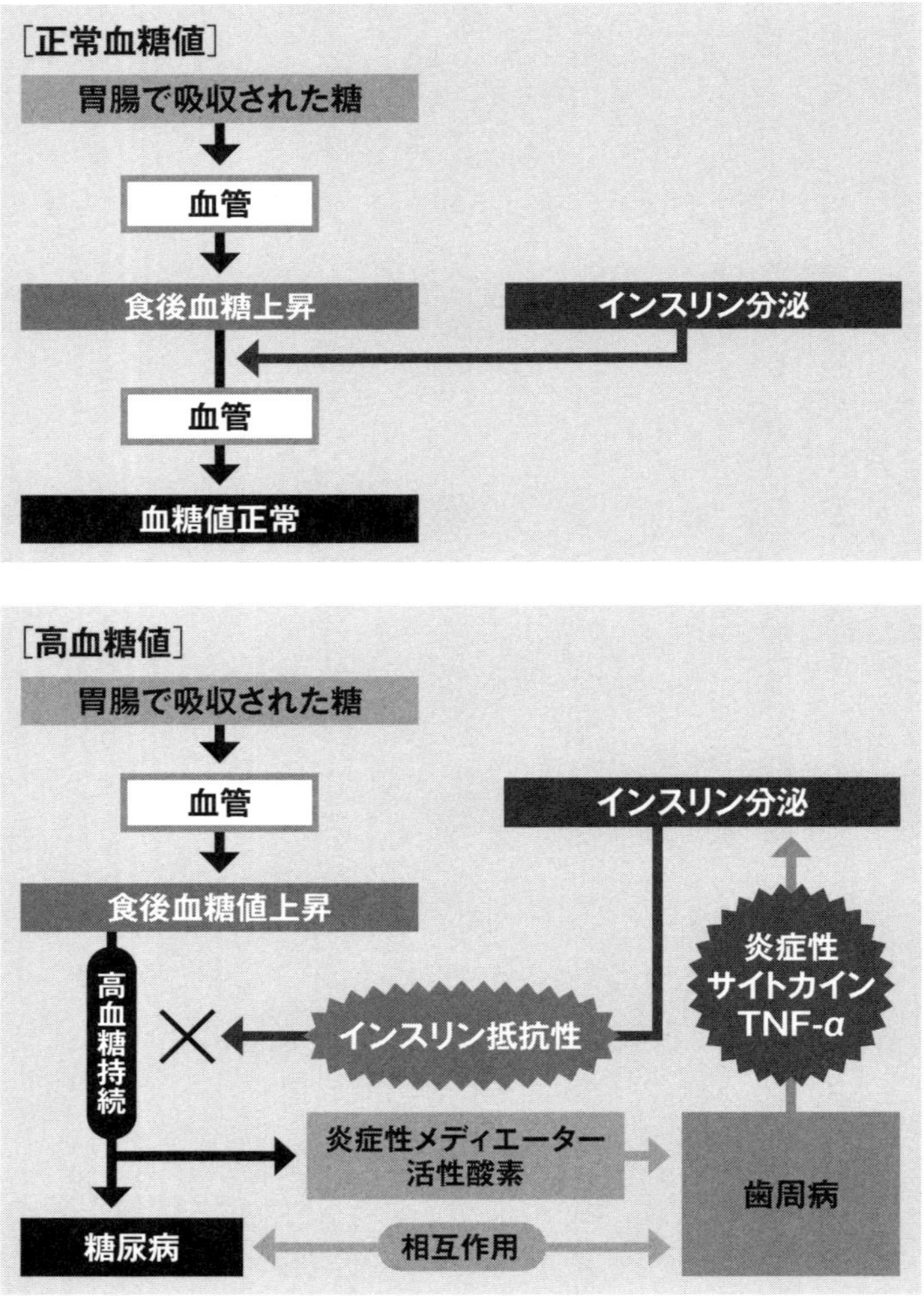

●アルツハイマー型認知症と歯周病

血管に侵入した歯周病菌や炎症性タンパク質は肝臓を経由して脳のバリアである血液脳関門（ＢＢＢ）に到達します。そこで炎症を起こすとともにリーキーガットによって腸粘膜から放出された溶解性タンパク質（ゾヌリン）が脳の血液脳関門細胞の防護柵をも溶かします（リーキーブレイン症候群（ＬＢＳ））。

それによって血液脳関門のバリア機能が弱くなり、歯周病菌や炎症性タンパク質が脳内に侵入するので、脳も障害を受けやすくなります。脳細胞に送り込まれたこれらが脳内の免疫細胞（ミクログリア）と闘うことで、脳神経細胞が変性してでき上がったゴミ（アミロイドβなど）をどんどんつくります。そのゴミが増えることで脳細胞が圧迫されアルツハイマー型認知症が発症、悪化するのです（P88図10参照）。

●食道潰瘍・食道がんと歯周病

食道がんは消化器がんのひとつで、早期の診断が難しく、生存率が低いことが特徴だと

■図10：リーキーブレインと認知症

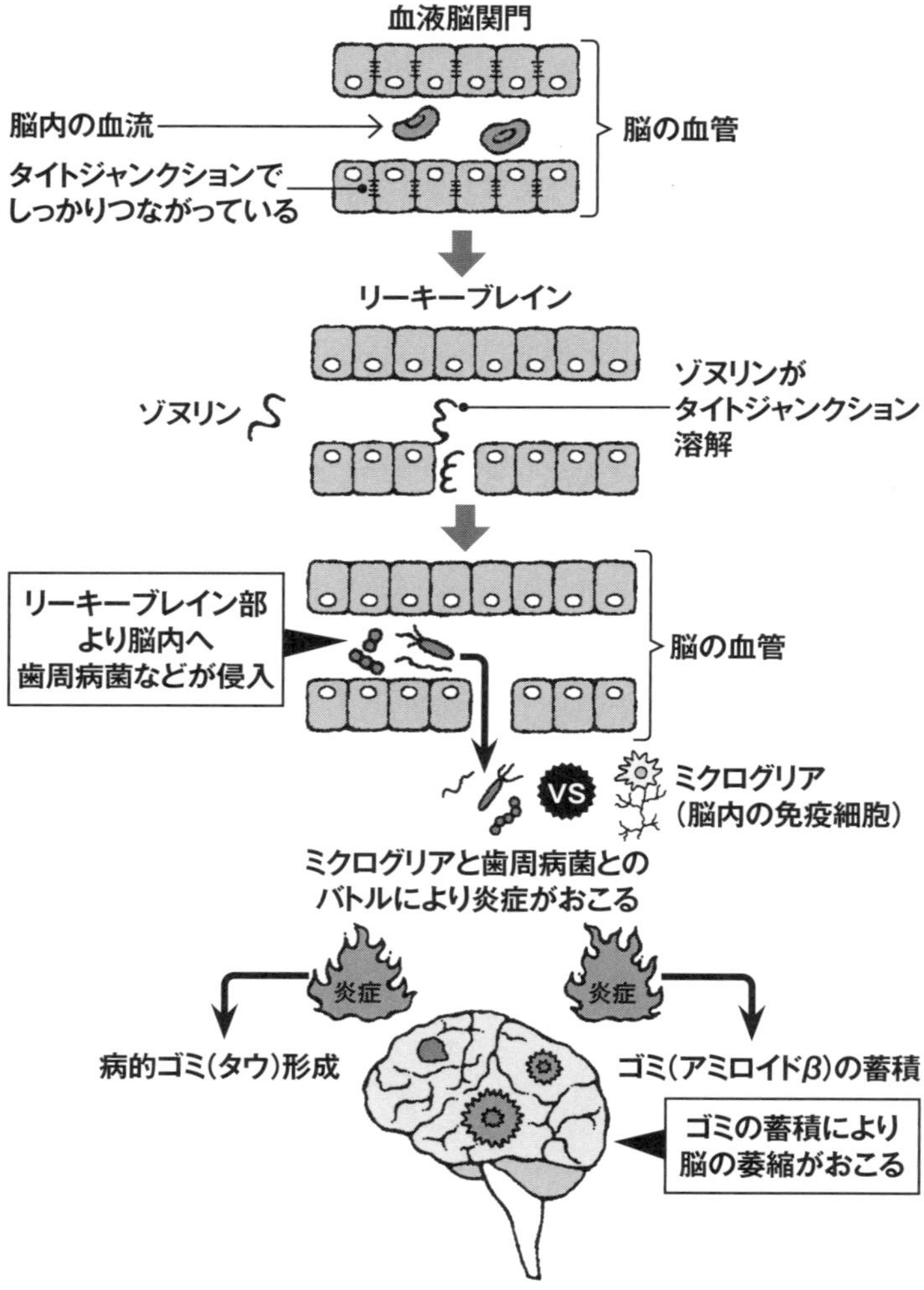
血液脳関門
脳内の血流
脳の血管
タイトジャンクションで
しっかりつながっている
リーキーブレイン
ゾヌリン
ゾヌリンが
タイトジャンクション
溶解
リーキーブレイン部
より脳内へ
歯周病菌などが侵入
脳の血管
VS
ミクログリア
（脳内の免疫細胞）
ミクログリアと歯周病菌との
バトルにより炎症がおこる
炎症
炎症
病的ゴミ（タウ）形成
ゴミ（アミロイドβ）の蓄積
ゴミの蓄積により
脳の萎縮がおこる

されています。日本で1年間に食道がんにかかる人は約2万8500人で、発症年齢は60~70歳代がもっとも多く、全体の約7割を占め、男性が女性の5倍といわれています。

歯周病菌は食道がんの大きな原因のひとつであり、歯周病があると約6倍発症しやすくなるようです。歯周病菌がつくる炎症性物質などにより、食道粘膜に炎症が起こり、活性酸素が細胞内に多数出現してがん化するのです。

●胃潰瘍・胃がんと歯周病

ピロリ菌が胃潰瘍や胃がんの原因となることはご存じの人も多いと思います。歯周病菌の中で、圧倒的に多いのがピロリ菌を応援する菌です。

ピロリ菌には世界人口の約50%が感染しているといわれています。ピロリ菌は、自ら出す酵素でアンモニアをつくり出し、胃酸を中和して胃の粘膜にすみ着いています。歯周病菌やピロリ菌が免疫細胞と闘うことでできた炎症性タンパク質が胃炎を引き起こし、潰瘍が形成され、悪化するとがん化します。

口の中にもピロリ菌が潜んでいて、口の中のカビ（カンジダ）の細胞内に入り込んですみ着いています。口から常にダ液とともに飲み込んで胃に送り込んでいるので口の中のバイ菌も協力しては胃の中にピロリ菌を定着させていることになります。

●大腸ポリープ・大腸がんと歯周病

歯周病菌がヒト大腸がん組織から検出されたという論文が多くあります。ほかの臓器同様、全身にばらまかれた歯周病菌が腸内に侵入して、炎症性タンパク質を分泌した結果、活性酸素が発生してがん細胞が増殖するのです。ほかの研究結果も合わせて、歯周病菌が大腸内に慢性炎症を起こし、それが悪化してがん化していくことがわかっています。また、大腸がんの各ステージで、ステージごとに特定のバイ菌が関与し、歯周病菌以外の口腔細菌の関与も報告されています。

●慢性腎臓病（慢性腎炎）・腎臓がんと歯周病

前述したように歯周病菌が全身の血管に入り込むと血管内にコブ（プラーク）をつく

り、アテローム性動脈硬化症を発症します。これは、全身のどんな血管でも起こります。そのため血流が悪くなり、血圧が上昇して高血圧症を発症させます。それが腎機能を低下させ、また血栓が腎臓内の血管に蓄積することで腎閉塞症（左右の腎臓に血液を送っている動脈などが徐々に詰まること）が発症します。

また、炎症性タンパク質や歯周病菌が血管から直接腎臓に到達すると、腎臓の細胞で炎症を起こして腎機能低下が進みます。すると血液をろ過できなくなるので、ろ過するために血圧も高くなり腎機能がますます低下します。そのため慢性の炎症が起こり、悪化するとがんの原因となるのです。

●脂肪肝・肝臓がんと歯周病

血中に入った歯周病菌は肝臓へ続く大きな動脈を通って肝臓に侵入します。肥満になると肥満細胞から分泌された脂肪が肝臓に溜まることで脂肪肝になります。それと同時に歯周病菌由来の炎症性タンパク質が全身に分泌されると、脂肪細胞を刺激してより多くの脂肪が分泌され、肝臓内で急性炎症が起こります。

すると、急性炎症時に肝臓から産生されるタンパク質（CRP）が作用して、インスリンの分泌を低下させます。また、歯周病菌由来の炎症性タンパク質により肝臓が炎症を起こすとともに脂肪を蓄積して肝臓が硬くなり、炎症がますます拡大します。

この炎症が肝硬変、肝がんへと変わっていくのです。

●すい炎・すい臓がんと歯周病

歯周病菌には複数の種類があり、ある種の菌を持っている歯周病患者のすい臓がん発症リスクは、健康な人の1.6倍で、別の菌を持っている人のすい臓がん発症リスクは、健康な人の2.2倍高くなると発表されています。

そのメカニズムも同様に、歯周病菌や炎症性タンパク質がともに炎症（すい炎）を起こすのです。その炎症（すい炎）が酸化ストレスとなり活性酸素を出し、がん化すると考えられています。

●骨粗しょう症と歯周病

一見するとまったく関係のない歯周病と骨粗しょう症ですが、実は密接な関係があるのです。

歯周病感染により免疫力が低下すると骨に必要なカルシウム、マグネシウム、ビタミンD、ビタミンKの吸収が邪魔され、骨粗しょう症が発症することは前述しました。同時に歯周病の血管系リスクにより腎機能が低下して腎臓によるビタミンDの産生が減少し、血中カルシウム濃度が低下します。それを阻止するため、骨から全身へカルシウムが流出するので歯槽骨《しそうこつ》を含む全身の骨のカルシウム量を低下させ骨粗しょう症を悪化させます。また、ビタミンD産生低下に伴い、免疫力が低下してしまうので、負のサイクルで歯周病が悪化します。

日本における骨粗しょう症の患者は、今後ますます増え続けるといわれています。

骨は、骨をつくる細胞と、古い骨をこわす細胞の働きで健康な状態を保っています。

そのバランスが崩れ、骨の形成よりも骨の破壊が上回っている状態が骨粗しょう症です。

骨粗しょう症になると、転んだり、くしゃみをしたりするだけで骨折してしまうこともあります。

歯周病や骨粗しょう症予防には、カルシウムやマグネシウム、ビタミンDなどをバランスよく摂ることが必要です。また、カルシウムをしっかり骨に定着させたり、衝撃などによる骨折を防ぐための弾力性を維持するには、コラーゲンも必要です。コラーゲンは、スジ肉、フカヒレ、うなぎなどに多く含まれていて鉄やビタミンCと一緒に食事から摂ることをお勧めします。

ビタミンKは腸でつくられ、骨からのカルシウム流出を防ぎ、骨を硬くする働きをするので骨を丈夫にするために必要です。骨と腸はあまり関係ないように思えますが、腸内環境をよくすることが、骨密度を保つことにもつながり、骨粗しょう症予防になるのです。

●気管支炎・肺炎・肺がんと歯周病

本来、食べもの、飲みもの、ダ液などはのどから食道に入りますが、高齢者は、嚥下力が低下しているため、むせることもなく気管から肺に入ってしまいます。

お年寄りは、寝ている間に無意識に歯周病菌いっぱいのダ液をまちがえて肺に流し込んでいるのです。また、逆流性食道炎や嘔吐などで食物と胃液も肺に流し込んでしまいます。こうして、肺に送り込まれた歯周病菌が肺で活性化して肺炎（誤嚥性肺炎）を起こすことがあります。

肺炎球菌ワクチンをしているから大丈夫などと思わないでください。歯周病菌などを飲み込む誤嚥による肺炎は原因菌が異なるため、肺炎球菌ワクチンの効果が発揮できないので注意が必要です。

●早産と歯周病

出産のメカニズムは、くわしく解明されているわけではありません。妊娠しているときに歯周病を発症していると歯肉から歯周病菌や炎症性タンパク質が血液中に放出されて子宮にたどり着き、子宮の収縮を誘発して早産になる可能性が指摘されています。

口腔内細菌が直接子宮に感染して炎症を誘発するという報告も数多く見られます。

●関節リウマチと歯周病

関節リウマチは自己免疫疾患といわれています。自分以外の細菌やウイルスなどに働くはずの免疫機能が自分自身の体に働いてしまう病気を、〝自己免疫疾患〟といいます。

関節リウマチとは、全身あるいは一部の関節が炎症を起こし、軟骨や骨が破壊されて関節が腫れや激しい痛みを伴い変形してしまう病気です。あごの関節にもリウマチが起こり、口を開けるときに痛みが出たり、口が開かなくなることもあります。

関節リウマチ患者の関節と関節の間にある潤滑油の役目をする膜（滑膜）には多量の変性したタンパク質が見られます。この変性したタンパク質は異物と認識され、それを攻撃するために関節に炎症が起こり、関節リウマチを発症すると考えられています。

歯周病菌も関節リウマチ発症に関連したタンパク質酵素を持っていることが知られています。実際に歯周病治療をすることによる関節リウマチの改善が数多く報告されています。

●掌《しょう》蹠《せき》膿《のう》疱《ほう》症《しょう》と歯周病

掌蹠膿疱症の原因は、いくつかあります。実は歯周病もそのひとつです。体に慢性の炎症がある場合、これが原因になって体の別の部位に別の病気が現れることがあります。それを病巣感染《びょうそうかんせん》といいます。掌蹠膿疱症は、口の中の病巣感染が深くかかわる代表的な疾患です。掌蹠膿疱症は、皮膚の中にある汗管にできた水疱にさまざまな膿疱が形成されるものと考えられています。歯周病菌と免疫細胞の闘いから生じる炎症性タンパク質との関係が指摘されています。

また、歯科用金属などの金属アレルギー（第6章参照）も関連しています。しかし、単に歯科金属の除去だけではよくならない例も多く、虫歯や歯周病の治療を同時に行うことが効果的です。

今まで述べてきたように、歯周病菌や炎症性タンパク質が全身にばらまかれることで、各臓器内でさらに免疫反応が拡大して起こる炎症が全身病やがんの原因になるのです。

第4章

知らず知らずに歯周病を悪化させ体を蝕む3大要因 酸化、糖化、カビ（カンジダ）

●体を蝕む酸化、糖化、カビ（カンジダ）とは？

酸化、糖化、カビ（カンジダ）は、おもに精製炭水化物の摂りすぎによって起こります。日常の食事においては、白砂糖だけでなく、ラーメン、パスタ、うどん、パン、ケーキやクッキーなどのスイーツ、せんべい、スナック菓子、清涼飲料水、ビール、日本酒などの炭水化物も糖質です。これらの精製炭水化物（糖質）にくわえて植物性油脂の摂りすぎが、酸化、糖化、カビ（カンジダ）によって体内に修復不可能な細胞をつくる原因となり、慢性病、がんなどの原因となっていきます。それではそれぞれくわしく見ていきましょう。

●酸化

鉄の表面に水と酸素があると鉄の酸化が起き、あの独特の茶褐色のサビになります。これを体で起こる反応で説明すると、体は酸素を取り込むことで、タンパク質や糖質などの栄養素を燃やしてエネルギーをつくり活動しています。この栄養素を燃やす活動が酸化です。これ自体は生きていくうえで必要な化学反応です。しかし、それが過剰になると体内のタンパク質や脂肪などの細胞を変性させ破壊することになります。そして鉄同様に体がサビていく現象が老化です。また、体が酸素を取り込むことでつくられる物質を活性《かっせい》酸素《さんそ》といいます。

活性酸素は免疫細胞が敵に立ち向かうための強い武器になるのですが、増えすぎると逆に体内の細胞にダメージをあたえてしまいます。これを酸化ストレスといいます。体内で酸化がどんどん進行すると糖尿病、脂質異常症、動脈硬化などの食生活習慣病やがんの原因になるのです。

しかし、幸いなことに私たちの体には発生しすぎた活性酸素を抑える力が備わっています。そのためある程度活性酸素が増えても心配ありません。しかし、悪い食習慣を続けることで、活性酸素の量は無毒化できる能力を超えてしまうのです。

活性酸素は、ストレスや酸化した食品（揚げ物など）を食べすぎることでも生じます。このような食品を食べすぎると、体内で活性酸素が増えすぎてさまざまな細胞を酸化させます。この異常に酸化した細胞が増え続ける状態が〝がん〟で、酸化したタンパク質が脳にゴミとして蓄積した病気がアルツハイマー型認知症です。食用油が酸化しやすいことはご存じだと思いますが、脳の構成成分は油なので、酸化ストレスが多いと脳はすぐに酸化してしまいます。

●体を酸化させて病気にさせる怖い油

体を酸化させやすいものといえば、油です。現代日本では、体に害のある悪質な油の使用に何の制限もありません。

一般に売られている菓子パン、ケーキ、ハンバーガー、ポテトチップス、アイスクリームなどに動脈硬化を引き起こすといわれるトランス脂肪酸（ショートニング、マーガリン）が使用されています。市販されている一般的なドレッシング、マヨネーズなども同様にトランス脂肪酸を使った食品です。

●トランス脂肪酸とは

トランス脂肪酸は、油の一種で、植物油などからマーガリンやショートニングなどを製造する際や植物油を高温にして脱臭するときに生じる化学油です。プラスチックに構造が似ていて、自然界には存在しないものです。

トランス脂肪酸を含んだ化学食品は酸化しにくく保存や運搬に都合がいいので、市販のパンやお菓子などの加工食品に多く含まれています。しかし、トランス脂肪酸は細胞に直接悪影響を及ぼします。心臓疾患、糖尿病の発症リスクを高めるという論文が多数出ていて、諸外国では使用禁止の油に指定されているのです。それにもかかわらず、日本の厚生労働省は、『平均的な日本人のトランス脂肪酸の摂取量では、心臓疾患、糖尿病などの発症リスクとの関連は明らかではない』との見解を述べています。これが日本の現状です。

●トランス脂肪酸が引き起こす病気

●高血圧症と脳卒中
●がん
●アルツハイマー型認知症

●トランス脂肪酸が誘発する病気

●肌のかゆみ
●アレルギー
●脳・心臓血管系の病気
●肥満
●記憶障害
●不妊
●糖尿病
など

●炎症性腸疾患と油および動物性脂肪食品との関係

炎症性腸疾患は、以下の食品を避けることで回避できる可能性があります。

●牛脂（ヘッド）、豚脂（ラード）などの動物性脂肪
●トランス脂肪酸やトランス脂肪酸などを含む植物性油脂（サラダ油など）
●牛乳などの乳製品
●小麦などのグルテン食
●乳化剤、化学調味料等

海外でもクローン病患者に対し、血液検査でアレルゲン（アレルギーの元）を示す食品を調べ、それらの食品を除外した食事で、腹痛や下痢などの腹部症状が改善したと報告されています。筆者の研究においても牛肉、豚肉などの動物性脂肪、牛乳などの乳製品、小麦などのグルテン食、乳化剤等を示す食品のアレルギーなどを調べ、これらを除外した食事で、腹痛や下痢などの腹部症状が改善しています。

がんの発生には環境因子、特に食事因子が大きく関係しています。世界各国の大腸がん死亡率と各国における1人当たりの脂質摂取量との関係について比較検討した報告があります。大腸がん死の多い国では脂質摂取量が多く、大腸がん死の少ない国では脂質摂取量が少ないので、この両者の関係には相関関係が認められています。

国内の研究でも、食事内容が変化すれば腸内細菌のバランスが急速に変化し、高脂肪食を摂取することで、大腸がんの発生を促進させる腸内細菌由来の各種酵素の増加が疫学的にも実験的にも証明されています。

動物性脂肪を多く含む食品や植物性油脂（サラダ油などトランス脂肪酸）で調理した食品を食べると油（脂肪）を分解する胆汁酸が多く出すぎてがん化が促進されるので、なるべく食べないように心がけることが大事です。

ところが、トランス脂肪酸を含む危険な油（植物油）にトクホマークがついているのをご存じでしょうか？

トクホは特定保健用食品の略称で、生活習慣病のリスク低下に役立つと認められた食品に対し、その機能を表示して販売することを厚生労働省が許可した食品ですが、のちに消費者庁の管轄に移行しました。トクホは食材に含まれる有効成分ではなく、あとから添加した成分に対して認められたものです。そのため何も添加していない食品についてはトクホの指定ができないようになっています。つまりトクホの食品は添加物加工食品ということになります。

トクホとつくと体によく、安全な食品というイメージがありますが、まったく違うものだと思っていいでしょう。

●糖化

肉やパンなどを焼くと、表面が茶色にコゲますが、体内で起こるコゲは、糖質とタンパク質が体温で結合する反応で、体内で起こるこの反応を〝糖化〟といいます。全身病だけでなく、歯周病にも関連する重要な反応です。

体内で起こる糖化の反応は、糖質の摂りすぎで血糖値が高くなったときに起こります。体内でコゲが増えていくということは、酸化同様に体がどんどん老化していくということを意味します。そしてこの〝糖化〟は、〝酸化〟と一緒に襲いかかって細胞を攻撃して病気を誘発させるのです。細胞が糖化しても、糖質の摂取を控えていれば細胞は元に戻ります。しかし、糖化をそのままにして、糖質を摂り続けると元に戻れない細胞である終末糖化産物（ＡＧＥｓ）をつくり出します。これが老化の原因となり、がんなども誘発するのです。またこれ自体が活性酸素をもつくり出し、正常な細胞を攻撃します。

たとえば、体を構成するタンパク質は、皮膚や血管、骨、歯肉その他いろいろな臓器などの構成成分です。

しかし高血糖状態が続くと、糖化（タンパク質と糖の結合）が進み、各臓器を構成するタンパク質が固まって、皮膚では大きなシワができるなど老化の原因になります。

血管では血管壁に炎症性タンパク質などが沈着して活性酸素をつくり出し血管内に放出するので、いろいろな病気を引き起こします。糖化することで細胞がストレスを受け、炎症性タンパク質や終末糖化産物および活性酸素をどんどんつくり出します。このように高血糖は糖化の原因となり老化や病気を促します。

歯周病と全身疾患の項でくわしく説明しましたが、歯肉も、デンタルプラークの影響で炎症があるところに糖化による炎症過程が加わると、歯周病がさらに進行していくことになります。高血糖の段階では自覚症状はありません。だから、歯周病という症状が出たら病気の前兆ととらえ、食事の改善が必要なのです。

●カビ（カンジダ）

炭水化物（糖質）中心の食生活を続けると、カビ（カンジダ）や歯周病菌をどんどん増やすことになります。

なぜなら炭水化物、特に糖質（人工甘味料も含む）は、カビ（カンジダ）の絶好のエサだからです。カビ（カンジダ）が増殖すると、連動して歯周病菌が活発に活動してしまいます。その結果、炎症を起こした歯周ポケットが形成され、炎症が増大して膿をもつようになり、腫れがひどくなっていきます。多くの場合はそこで腫れを抑えるために処方された抗菌薬を服用します。抗菌薬は細菌による炎症を抑えるためには有効な手段ですが、カビには効果がないのでむしろカビは増えてしまいます。くわえて歯周病菌を殺菌すると同時に腸内細菌も殺菌され、腸内環境が最悪の状態になります。

一度こわれた腸内細菌のバランス（腸内フローラ）は、元に戻るには最低でも1ヶ月以上もの歳月が必要です。抗菌薬服用前の状態に戻るまでにはかなりの時間が必要になりますが、その間、免疫力は低下したままです。またその間、抗生剤の効かないカビはどんどん増殖して腸内環境を悪化させてさらに免疫力を落としていきます。それが歯周病の悪化にもつながります。

増えすぎたカビ自体がリーキーガット症候群を引き起こし、前述したように、全身の健康状態悪化につながります。

第5章

歯周病を遠ざけ
免疫力が劇的にアップする
9の生活習慣

日本では、医科と歯科が別々に教育されているので、医師であっても歯周病が命にかかわる病気であることを知りませんし、歯科医師であっても歯周病が全身病に関係があることを知らない人が多いのが現実です。また、歯科医師は大学で歯周病の根本治療を教えてもらえないので、いまだに再発の多い治療を行っています。

第1章で述べたように歯周病の原因は、歯周病菌による細菌感染と、生活習慣、特に食生活が原因の免疫力低下です。歯周病の原因が細菌感染と生活習慣ならば自分でケアすることが可能となります。

すなわち、次に述べる方法により今までの生活習慣を変えることで、歯周病のみならず全身病やがんを予防して長生きできるのです。読んでいただければ、歯周病だけでなく、すべての生活習慣病、がんに至るまで予防可能なことがわかるでしょう。

●歯周病と全身病やがんを自分で予防、ケアする9の方法

1. 歯周病やがん知らずの50回咀嚼
2. 免疫力を上げる食事の工夫（プレートご飯）と食事の順番

3. 免疫力を上げる食べ物の選択と病気を遠ざける食事方法
4. 腸内環境を整えるためのバクテリアセラピー
5. 腸内環境を整え免疫力を高めるためのサプリメント
6. 歯周病菌とおさらばするブラッシング方法（歯周病治療）
7. がんを予防する冷えの改善（温熱療法）
8. 自律神経を安定させる方法
9. 短命と直結している喫煙をやめる

1 歯周病やがん知らずの50回咀嚼
——50回咀嚼健康法——

よく噛まない早食いの人には、多くの健康リスクが指摘されています。

たとえば、食べ物を噛む回数（咀嚼回数）と肥満との関係には多くの報告があります。

噛む回数が少ない人は、噛む回数が多い人に比べ、肥満になるリスクが4倍になります。

肥満が、歯周病を悪化させ、糖尿病、高血圧などさまざまな生活習慣病のリスク因子になることは、第3章でお話ししました。

肥満は、噛む回数が少ない食べ方を長い期間続けることで、徐々に食べすぎ以上に太っていき、最終的には「生活習慣病」を引き起こします。

岡山大学の報告では、よく噛まないで肥満になった比率は、「脂っこいものをよく食べる」や「腹いっぱいになるまで食べる」などのほかの習慣で肥満になる比率より、飛び抜けて高かったということです。食べる物や量に気を取られがちですが、よく噛まないで食べる「早食い」による「肥満」のリスクのほうが高いのです。

また、よく噛まないと口を動かさないので、口の周りの筋力が低下して口腔機能が虚弱化したオーラルフレイルになります。そのため食べこぼしが多くなり、会話がスムーズにできなくなったりします。オーラルフレイルは、全身が虚弱化するフレイルの前段階なので、フレイルにならないためにもよく噛んで食事をすることで口の中の筋力低下を予防することができます。また、噛むことによって大脳に直接刺激がくわわるので、認知症の予防にもなります。

逆にいえば、よく噛まないと認知症リスクや寝たきりのリスクも高まります。そんなリスクを取り払うのが50回咀嚼なのです。次に、そのメリットを説明しましょう。

●よく噛むと増えるダ液の効果

噛む回数が少ないと、ダ液の分泌量が減ります。ダ液には殺菌・抗菌作用がありますから、ダ液の分泌が少ないと、細菌やウイルスなどが侵入しやすくなります。そのほかダ液には、口の中の細菌の繁殖を抑える働きがあるので、分泌が増えると歯周病予防効果と、再石灰化作用による虫歯予防の効果があります。さらにダ液には、**発がん物質の毒性を弱め、活性酸素を除去する作用があるので、よく噛んでダ液と混ぜることで、がん予防効果があります。**またダ液には食べ物の中の味物質を溶かしておいしさを引き出す作用があるので、分泌が多いとよりおいしく食べられます。

ダ液と胃の連携プレーを知っていますか？

食べ物をよく噛むと大脳に刺激がくわわって、ダ液の分泌線からダ液が大量に分泌されます。ダ液の中には炭水化物を分解する酵素（アミラーゼ）が含まれています。この酵素が炭水化物を分解すると胃の消化酵素が分泌される仕組みになっています。つまり50回程度しっかり噛んでダ液と混ぜ合わせておかないと胃の消化酵素が十分に分泌されません。そのため胃に負担がかかり炎症を起こす原因になり、また未消化の食べ物が腸に送られることで腸内環境が悪化し、リーキーガットを引き起こす一因となります。

●こんなにある50回咀嚼のメリット

「早食い」は、血糖値を上昇させたり、高血圧のリスクを高めたりすることがわかっています。また、次々と食べ物が胃腸に送り込まれるため胃腸を動かす時間が短くなり、未消化のまま吸収されてエネルギーを消費せず、基礎代謝量が落ちるといわれています。

基礎代謝量とは、安静状態でも呼吸、心拍、体温維持などに消費される必要最小限のエネルギーのことです。基礎代謝量が落ちると、太りやすいのはもちろん、体温が下がりますし、血流も悪くなります。反対に、早食いをやめて50回以上噛みゆっくり食べると、基礎代謝量が上がります。消化活動のためのエネルギーがたくさん必要になるので、代謝が上がり、肥満の抑制につながるのです。

50回噛んでだ液と混ぜ合わせることで、**だ液に含まれている酵素が、食べ物に含まれる毒物や食品添加物（亜硝酸ナトリウム、安息香酸ナトリウムなど）などの発がん物質によりつくり出された活性酸素を、分解してくれます。**

口は毒物を浄化するための第一関門です。口という体内の入り口で阻止することがとても重要なカギになります。

また、前述したように、一口50回噛むことで、口の周囲の筋肉と舌をフル活用するので、オーラルフレイル(口の周囲の筋肉と舌機能が衰えること)や、フレイル(全身虚弱)、認知症の予防になります。

くわえて筆者の研究データでは、一口50回咀嚼を続けることで血糖値が下がりました。また、よく噛むと免疫細胞がダ液線から出て、善玉菌を認識して善玉菌が小腸に定着するようにしてくれるので腸内環境が改善されるのも重要な点です。

昔の日本人は、梅干しや酢の物と一緒に食事をしていました。それには理由があって、梅干しや酢の物と一緒に食事をすることでダ液線が刺激されダ液の分泌が促進されます。その結果、胃の消化酵素が分泌しやすくなります。つまり消化を助ける役割をするための知恵なのです。

また、よく噛んで食事をすることは脳の満腹中枢の活性化と血液の糖分濃度、全身のエネルギー代謝に影響します。食べ物をよく噛むことで、脳が刺激されます。この刺激により満腹中枢が活性化するので、食べすぎることがなくなりダイエットにもつながります。

●こうすれば50回噛める

普通の人の噛む回数は10回～20回以内という報告があります。早食いの人は、10回以下ですぐに飲み込んでしまうようです。

そのような習慣の人が一口50回噛むためには、多少のテクニックが必要です。食べ物を噛んで、のどに送り込まれそうになった食べ物を、舌を使って前に戻してもう一度噛む、これをくり返します。また、そのとき出たダ液と混入して液体になったものは飲んでかまいません。

こうして50回噛むことができるのです。

1回に食べる量は、スプーン1杯分を目安とすればよいでしょう。

これ以上一口量が多くなるとうまく噛み続けることができなくなり、早食いになる可能性が高くなります。

2 免疫力を上げる食事形態の工夫（プレートご飯）と食事の順番

●食事の順番と推奨する食品、避けるべき食品

第2章で、摂ってはいけない食品（小麦・牛乳・砂糖）を紹介しました。ここでは免疫力を上げるための食事について説明しましょう。

食事は、主食、主菜、副菜、汁物を基本に食事のバランスを考えて次のように食べるのが理想です。

①主食：ご飯、イモ類、麺類、パンなどのことで、日常の食事の中心になる食物。おもに含まれる栄養素は、炭水化物（糖質と食物繊維）です。

これまでの説明でご理解いただけたと思いますが、主食には、小麦が原料のパン・麺類（特にラーメン）は極力避けることが望ましいです。

●推奨する食品

ご飯も白米よりは、発芽玄米や白米に雑穀米をブレンドしたものが望ましいです。ただ

し、絶対にパン（全粒粉も含む）や麺類を食べてはいけないといっているわけではありません。グルテンに対し全身反応（下痢、グルテンアレルギーなど）のない人なら1ヶ月に一度くらいならかまいませんが、腸内環境のためには、できるだけ避けたほうがよいでしょう。

●避けるべき食品

小麦（全粒粉も含む）と砂糖（特に白砂糖）が原料のパン、菓子パン、ラーメン、うどん、ピザ、パスタ、シリアル食品など

②主菜：魚、肉、卵、大豆製品などを使ったメインのおかずとなる料理。おもに含まれる栄養素は、タンパク質や脂質です。

タンパク質は、積極的に摂るようにしましょう。

脂質を摂りすぎないように注意しましょう。

●推奨する食品

1. 納豆、おから、豆腐、枝豆、豆乳、アーモンドミルク（添加物のないもの）など
2. 刺身、青魚、マグロ、カツオ、鮭、タラ、イカ、タコ、カニ、エビ、貝類など
3. 鶏卵、鶏肉（ささみ、胸肉）、砂肝、レバー、牛赤身肉（ヒレ、ランプ、モモ）、脂身の少ない豚肉、馬肉など国産で脂身が少ないもの

ただし、納豆についてくるタレ、わさび、からしは使ってはいけません。ブドウ糖果糖液糖（遺伝子組み換え作物からつくった精製糖類）、タンパク加水分解物（発がん性物質）、化学調味料（アミノ酸（化学物質で毒性の高いものが含まれる））、増粘多糖類（発がん性物質が含まれている可能性あり）などが含まれ添加物だらけです。

●避けるべき食品

1. ハム、ウインナーソーセージなどの加工肉食品

食品添加物、防腐剤が多く入っている食品の代表です。

肉や魚（加工肉食品の肉や魚も同じ）を食べるとタンパク質が胃で消化され、有機化合物（アミン）が生成されます。これが加工肉食品に含まれる化合物（亜硝酸ナトリウムな

ど）と結合すると、胃がんの原因のひとつとされる物質（ニトロソアミン）に変わり、発がん性が向上します。

2. 市販のカレールーを使ったカレー、市販のルーを使ったシチューなど

小麦、化学調味料、食品添加物、トランス脂肪酸などが多く入っている食品の代表です。

3. チーズ、バター、マーガリン、マヨネーズ、生クリームなど

乳製品（脂とカゼイン）、トランス脂肪酸を多く含む食品の代表です。

4. 脂身の多い肉（さしの入った肉）、揚げ物、油を使用した炒め物、とり皮など

動物性脂肪、植物性油脂の代表。これらは大腸がんの原因となります。

③副菜：野菜、海藻、きのこなどを使った料理。おもに含まれる栄養素は、ビタミン、ミネラル、食物繊維です。

特に野菜は、ビタミン・ミネラル・食物繊維などが豊富に含まれているので積極的に摂るようにしましょう。これらの栄養素は良好な腸内環境をつくるためにも必要です。

調理法を工夫する（蒸す）ことで上手に多くの野菜が摂れるようになります。

●推奨する食品

1. トマト[1]、ブロッコリー[2]、モロヘイヤ[3]、アスパラガス[4]、インゲン[5]、ほうれん草[6]、小松菜[7]、パプリカ[8]、セロリ[9]、カリフラワー[10]、アボカド[11]など

(1) トマトのリコピンは、強い抗酸化作用があり、増えすぎた活性酸素によるシミやシワ、免疫機能の低下などの予防・改善に効果があります。また、動脈硬化や心筋梗塞を防ぐ効果も期待できます。完熟していないトマトは常温に置いて追熟させることでリコピンを増やすことができます。特にトマトは、前立腺がんのリスクを下げる効果があるといわれています。ただしトマトは、夏野菜なので体を冷やします。夏以外は温めて食べることをお勧めします。

(2) ブロッコリーのスルフォラファンという成分は、がん細胞の増殖を抑える働きを持っています。粘膜を健康に保つβカロテン、免疫機能を整える亜鉛、肌を健康的に保つビタミンCが豊富に含まれています。貧血予防に効果のある鉄のほか、DNAの合成にかかわる葉酸も含んでいます。葉酸は、細胞の新生に重要な役割を担います。

(3) モロヘイヤは、ビタミンAの元となるβカロテンをはじめ、B2・C・E・Kなどのビタミン類や、カルシウム、銅といったミネラル類を多く含みます。

(4) アスパラガスに含まれるカロテンは、抵抗力を高め、感染症から体を守ります。疲労回復や滋養強壮に役立つアスパラギン酸は新陳代謝を促し、タンパク質合成を高めます。ルチンは血管を丈夫にし、高血圧や動脈硬化の予防効果、利尿効果があり、アスパラガスの穂先に多く含まれています。

(5) インゲンは、緑黄色野菜で疲労回復や夏バテ防止、便秘解消、美肌づくりや免疫力アップ、皮膚や粘膜の健康維持などに効果があります。

ビタミンA、エネルギー代謝を助けるビタミンB群（ビタミンB1、ビタミンB2、ビタミンK、葉酸）、カルシウム、マグネシウム、食物繊維、抗酸化作用のあるβカロテン、ビタミンCが豊富に含まれています。また、体内でつくることができない必須アミノ酸9種類もすべて含まれています。

(6) ほうれん草は、カリウムや鉄、ビタミンA、ビタミンC（冬採れはビタミンCが3倍多い）が多く、貧血や動脈硬化、高血圧の予防だけでなく、便秘改善、視機能の改善、美肌効果があります。

(7) 小松菜は、カロテンやビタミンCが多く、疲労回復を助け免疫力を高めます。骨や歯の健康に役立つカルシウムも多く、ほうれん草の3倍含まれている栄養満点の野菜です。

(8) パプリカには、高い抗酸化作用があり、不要なコレステロールを取り除くので動脈硬化や心筋梗塞など生活習慣病の予防効果があります。ビタミンCと肌の老化を防ぐルチンも多く含まれています。

(9) セロリの葉の部分には、ビタミンB1やB2が多く含まれています。βカロテン、ビタミンC、食物繊維などの栄養も多くあります。セロリ独特の香りは、アピインやセネリンという栄養成分で、精神沈静効果があるのでイライラや頭痛を和らげます。

(10) カリフラワー100グラムには1日に必要なビタミンKが約20%含まれています。ナトリウムの排出を促し、血圧を一定にし、細胞を正常な状態に保ちます。生のカリフラワーのほうが、カリウムやビタミンCの量が多く、栄養価は高めですが、低カロリーです。また肝臓の解毒機能を高める働きがあります。食物繊維も多く含まれているので便秘改善にも有効です。

(11) アボカドには、銅が多く含まれているので、血管、神経、免疫系統、骨の健康の維持に欠かせません。また、脂肪を分解・燃焼する不飽和脂肪酸（オレイン酸）やビタミンE、葉酸、食物繊維などが豊富に含まれています。食物繊維は心臓病、肥満、2型糖尿病のリスクを軽減します。また、カリウムが体内の老廃物を出し、むくみを解消します。

2. きのこ(1)、海藻(2)、こんにゃく(3)など

腸内環境を良好にする食品です。

(1) きのこは、ビタミンやミネラルが豊富で、腸内環境を整える効果がある食物繊維や免疫力を高めるビタミンDが豊富に含まれています。この食物繊維の一種βグルカンは、糖質や脂質の吸収を抑える効果や整腸作用があります。

(2) 海藻には、皮膚や粘膜を強化して目の健康を保つビタミンA、骨にカルシウムを沈着させるビタミンK、不足すると精神的不安定や運動神経低下をもたらすビタミンB1、その他ビタミンB2、ナイアシン、葉酸などが含まれています。また、食物繊維・カリウム・鉄などの栄養素が含まれ、便秘やむくみ、貧血などの解決に役立ちます。

(3) こんにゃくに含まれる食物繊維であるグルコマンナンは善玉菌のよいエサとなり発育を促します。善玉菌が増えると悪玉菌にとってはすみにくい環境となり、悪玉菌の発育を抑えることができます。そのためこんにゃくは、大腸ポリープやがんなどの疾患の予防に効果があるといわれています。

●避けるべき食品

1. スーパーやコンビニエンスストアのカット野菜など
2. ファーストフード、ファミレーレストランなど外食チェーン店のサラダなど

これらの野菜は、あらかじめ切ってあるので切る手間が省けて一見便利に感じます。しかし、切った野菜はすぐに酸化するので、酸化と変色を防ぐために次亜塩素酸ナトリウム（ハイターなどの成分）で殺菌消毒したあと、残留物と臭いを取るために水洗します。そのため大部分の栄養素が取り除かれてしまいます。しかも防腐剤でパラベンなどを使っているものもあるので注意が必要です。

④汁物《しるもの》：汁（スープ）を主体とした日本料理の総称。特にご飯とともに提供されるスープ料理を汁物といいます。

汁物の主体は、発酵食品を使った味噌汁がよいです。つくるのにもっとも手間がかからず、栄養価も高いです。熱いお湯に味噌を溶かすと酸素や菌が死んでしまうので意味がないという人がいますが、死菌は善玉菌のエサになるので問題ありません。酸素や菌を効果的に活用するためにはできることなら、火を止めて10分以上待って味噌を溶かすとよいで

しょう。

また、野菜を入れた具だくさんの味噌汁を食べることで野菜を積極的に摂ることができ、また味噌汁にニガリを入れることでマグネシウムなどのミネラルを摂ることができます。

牛乳入りのスープやホットミルクなどはなるべく避けたほうがいい飲み物です。前述したように、牛乳入りの飲み物は腸内環境を乱す原因となるので飲まないほうがいいでしょう。どうしても飲みたい場合は、無調整の豆乳に代えてみてください。

●推奨する食品

具（野菜）だくさんの味噌汁

●避けるべき食品

1. 牛乳入りのスープやホットミルク、市販のコーンスープ（遺伝子組み換えコーン・脂質過多・トランス脂肪酸・化学調味料その他）
2. レトルトのスープ（化学調味料・添加物その他）、乾燥スープ（化学調味料・添加物その他）、顆粒状で化学調味料の入った味噌汁

⑤デザートなど

●推奨する食品

1. イチゴ、ブルーベリー、ラズベリー、キウイ、(1) バナナ、(2) りんごなど

イチゴ、ブルーベリーやラズベリーの強力な抗酸化作用は、がん細胞の発生を防ぐ効果が期待できます。また、アントシアニンを中心としたポリフェノールやビタミンCなどが豊富に含まれ、動脈硬化・がん・老化・免疫機能の低下などを引き起こす活性酸素を抑える抗酸化作用もあります。

(1) キウイは17種類の栄養素（タンパク質、食物繊維、カルシウム、鉄、マグネシウム、カリウム、亜鉛、ビタミンC、ビタミンB1、ビタミンB2、ナイアシン、パントテン酸、ビタミンB6、葉酸、ビタミンB12、ビタミンA、ビタミンE）などが含まれます。

(2) バナナは、果糖やショ糖、でんぷんなど多種類の糖質を含みます。また、バナナには必須アミノ酸のトリプトファンが含まれており、脳内でセロトニンを生成します。セロトニンは、精神を安定させるほか、脳の働きを活発化して直観力を上げます。

2. アーモンド、くるみ、かぼちゃの種(3)

ナッツ類は、不足しがちな栄養素を補うのに最適です。生活習慣病の予防や改善に役立つ油である不飽和脂肪酸やオメガ3脂肪酸なども多く含まれています。代謝を上げ、冷え性改善やアンチエイジングなど美容効果もあります。

(3) かぼちゃの種には食物繊維が多く含まれています。食物繊維は消化器系の健康を促進し、便秘の緩和、腸内環境の改善、血糖値を安定させます。また、食物繊維は満腹感を持続させ、過剰な摂取を防ぐのに役立ちます。

●避けるべき食品

1. スナック菓子、アイス（特にラクトアイス）、ケーキなど
2. 清涼飲料水、炭酸飲料、栄養ドリンク、アルコールなど

●特に子どもに食べさせたくない7つの食べ物

1. マシュマロ
2. 果汁グミ、ガム
3. ビスケット

4. 100%濃縮還元果汁ジュース、コーラ
5. ヤクルト
6. ラクトアイス
7. ふりかけ

これらには、すべて大量の糖質が含まれていて、過剰に摂りすぎると糖分過多になり腸内環境を乱し、虫歯、歯周病、肥満、糖尿病などにかかりやすくなります。

また、キシリトールは虫歯予防になるという触れ込みですが、確かに天然のキシリトールは、虫歯予防に適しています。ところが天然のキシリトールは高価なので市販のガムには使えません。市販のガムには人工キシリトールが使われています。人工キシリトールは、人工甘味料の一種なので虫歯予防効果はほとんどなく、下痢の原因になります。摂りすぎると腸内環境の悪化を招き、免疫力を低下させてかえって病気の原因になります。

⑥推奨する調味料

1. オリーブオイル、ココナッツオイル、亜麻仁油、エゴマ油、ゴマ油など

注意点として、高温で使う場合は、オリーブオイルやココナッツオイルを。そのほかの油は高温で使うと過酸化脂質、発がん物質（アクリルアミド、ベンゾピレンなど）が生成されるので高温では使わないほうがいいです。

2. 醤油、味噌、塩、胡椒、ハーブ、スパイス、梅、わさび、柚子胡椒、唐辛子、ニンニク、生姜など

⑦避けるべき調味料

1. 植物性油脂（サラダ油、パーム油、トランス脂肪酸など）、マーガリン（トランス脂肪酸）
2. チューブに入ったもの（多量の食品添加物）、チューブ入り生姜、ニンニク、わさびなど
3. 添加物が入った醤油、味噌など
4. 化学調味料（うま味調味料など）

●推奨する食事と避けるべき現代の食事

●推奨する食事

基本は、「まごわやさしい」の食事です。「まごわやさしい」とは、日本の伝統的な食材の頭文字を合わせた合言葉です。

豆の「ま」：タンパク質、マグネシウムの摂取。

豆の代表の大豆は「畑の肉」ともいわれ、豆類には良質なタンパク質が豊富に含まれています。大豆といえば納豆や豆腐がおなじみの食材ですが、そのほかにも、小豆や黒豆、油揚げ、高野豆腐も「ま」に含まれます。

胡麻の「ご」：不飽和脂肪酸、ビタミンEの摂取。

アーモンドや栗、ぎんなん、ピーナッツなども含まれます。特にごまにはオレイン酸やリノール酸などが含まれているうえに、タンパク質も豊富です。

ごま和えやピーナッツ和えなどは普段の食事にも取り入れやすいです。

わかめの「わ」：食物繊維、ミネラルの摂取。

わかめ、昆布、ひじき、もずくなどの海藻類。なかでも昆布はカルシウムや食物繊維を多く含む食材です。乾燥わかめなど、手軽に使えるものもあるのでサラダや和え物などがお勧めです。

野菜の「や」：βカロテン、ビタミン類の摂取。

色の濃い野菜は緑黄色野菜といわれ、1日に120gほどの摂取が推奨されています。サラダやジュースもお勧めですが、炒めたり煮たりすることでかさが減り、たくさんの野菜を食べることができます。なかには加熱によって栄養素が損なわれてしまうものもあるため、その場合は蒸し調理で栄養素の損失を防ぐことができます。

魚の「さ」：タンパク質、オメガ3脂肪酸、亜鉛の摂取。

魚や貝類です。特に青魚はDHAやEPAなどの良質な脂質やタンパク質が含まれています。現代食は、肉メインのメニューが増えていますが、肉食に偏ることなく魚も食事に取り入れることが必要です。

シイタケ、シメジの「し」：ビタミンD、多糖類、食物繊維の摂取。

シイタケ、シメジなどのきのこ類は食物繊維を含み、低カロリーでヘルシーな食材です。香りがよく食感もさまざまで、和風、洋風、中華風など多様な味つけに合うので手軽に毎日の献立に取り入れることができます。

イモ類の「い」：食物繊維、炭水化物、ビタミンCの摂取。

ジャガイモやサツマイモ、里芋、長芋など多くの種類があるイモ類には食物繊維が豊富で、ビタミンCも含まれます。種類によって食感や味わいの違いを楽しむことができ、煮物、味噌汁、おやつなど幅広く活用できる便利な食材です。

注：「まごわやさしい」には肉は入っていませんが、脂身の少ない肉は適量であれば、積極的に摂るようにしましょう。

●避けるべき食事

避けるべき現代の食事は、「おかあさんやすめ」や「はは きとく」です。すべて噛む回数が少なくてすむ食べ物です。ビタミン、ミネラル系がほとんど含まれず、栄養が精製炭水化物や身体に悪い脂質に偏っています。ここまで説明してきた通り、食べ続けると歯周病を誘発し、腸内環境をこわす食事です。好物だという人も多いと思いますが、控えることが望ましいです。

「おかあさんやすめ」

オムライスの「お」：過度な炭水化物、植物性油脂（トランス脂肪酸）、化学調味料、食品添加物など

カレーライスの「か」：過度な炭水化物、小麦、砂糖、人工甘味料、植物性油脂（トラン

ス脂肪酸）、化学調味料、食品添加物など

アイスクリームの「あ」：特にラクトアイス。砂糖、人工甘味料、トランス脂肪酸、食品添加物など

サンドイッチの「さん」：過度な炭水化物、小麦、砂糖、人工甘味料、植物性油脂（トランス脂肪酸）、化学調味料、食品添加物など

焼きそばの「や」：過度な炭水化物、小麦、砂糖、植物性油脂（トランス脂肪酸）、化学調味料、食品添加物など

スパゲティの「す」：過度な炭水化物、小麦、砂糖、植物性油脂（トランス脂肪酸）、化学調味料、食品添加物など

麺類の「め」：過度な炭水化物、小麦、植物性油脂（トランス脂肪酸）、化学調味料、食品添加物など

「ははきとく」

ハンバーグの「は」：小麦、砂糖、植物性油脂（トランス脂肪酸）、化学調味料、食品添加物など

ハムエッグの「は」：植物性油脂（トランス脂肪酸）、化学調味料、食品添加物など
餃子の「き」：小麦、植物性油脂（トランス脂肪酸）、化学調味料、食品添加物など
トーストの「と」：過度な炭水化物、小麦、植物性油脂（トランス脂肪酸）、化学調味料、食品添加物など
クリームシチューの「く」：牛乳、小麦、砂糖、人工甘味料、植物性油脂（トランス脂肪酸）、化学調味料、食品添加物など

●プレートご飯は、免疫力を上げる最強の食事形態

ここまでに紹介した推奨する主食、主菜、副菜が一度に食べられる量を考えて、同じお皿（プレート）に盛りつけて、副菜（野菜類）、主菜（タンパク質）、主食（炭水化物）の順番に食べる方法です。同じお皿に盛りつけるので、食べすぎを防ぎ、視覚的に栄養バランスがわかりやすいため、お勧めしている食事法です。

一口で50回ずつ噛み、脳が満腹を感じたらその時点で食事を終了するというやり方です。多くの場合、最後の主食である炭水化物が残ることが多いです。残ったものは、無理

に食べずに、次の食事まで保存しておきます。こうすることで自然に食べすぎを防止でき、ダイエット効果だけでなく免疫力も格段に上昇します。

①食事はワンプレートで8～10品目摂るようにしましょう。プレートに盛りつける量は、直径30㎝のお皿を使い、それ以上は盛りつけないようにします。そうすることで自然と食べすぎを防ぎます。

②一口30～50回（なるべく50回）噛むように心がけて、血糖値の乱高下を防ぐために野菜から食べるようにします。その後タンパク質、汁物、炭水化物の順に食べるようにしてみてください。

③野菜、タンパク質は、毎食摂るようにしてください。

④野菜を摂るために野菜の多い味噌汁をつくります。

⑤赤血球をつくるために必要で全身に酸素を運搬する役割をするための鉄分は、サプリメントから摂るのではなく、ビタミンCが含まれる食品と一緒に。レバー、赤身肉、あさり、ひじきなどから摂ることで体に吸収されやすくなります。

⑥味噌、納豆（付属のタレ、からしは使わない）、キムチ（輸入された中国産、韓国産以外）など腸内環境を良好に保ち免疫力を高めたり、抗酸化作用を発揮する発酵食品を必ず1品は

■図11：プレートご飯の一例

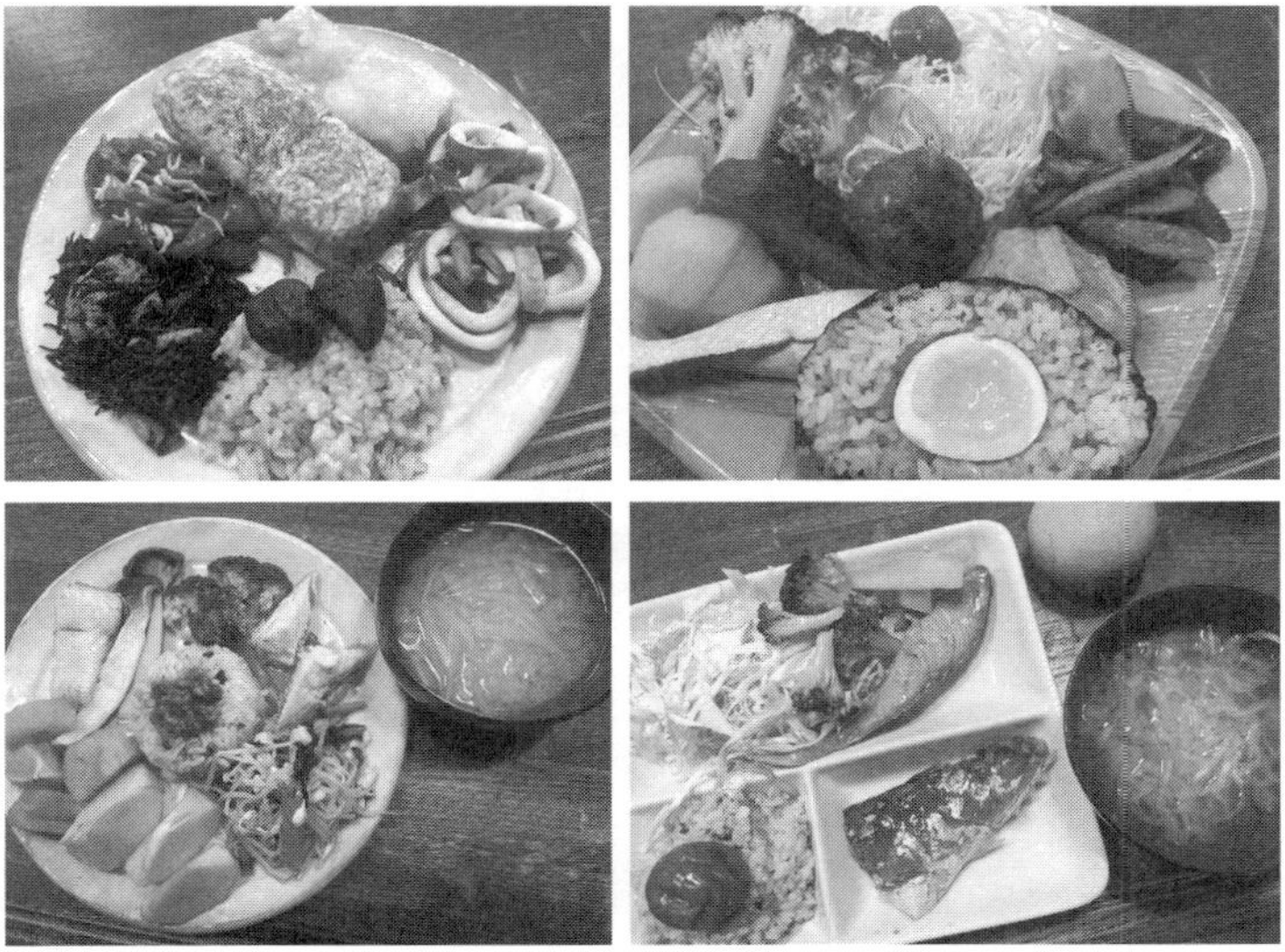

摂りましょう。

⑦スパイスを使って代謝アップをしましょう。以下のスパイスがお勧めです。

●体脂肪を燃焼させるカプサイシンやビタミンA、Cなどを多く含む唐辛子

●血行促進、発汗のためのシナモン

●脂肪燃焼のための胡椒

⑧朝食は抜かずに、夕食は早めに摂るようにしましょう。お腹が空いていない場合は、昼食を無理に食べる必要はありませんが、植物性プロテインや自家製のゆで卵など、軽くタンパク質を摂りましょう。

⑨甘いものを食べたくなったら、フルーツを摂るようにしましょう。

3 免疫力を上げる食べ物の選択と病気を遠ざける食事法

基本は、極力酸化、糖化、カビ（カンジダ）を誘発する食品を摂らないことです。この3つを予防する食事は免疫力を上げ歯周病や全身病やがんを予防する食事と同じです。歯周病になると、歯周病菌が活発に活動し、歯周病を進行させるだけでなく、腸内環境を悪

化させ、全身病を誘発します。その原因は、生活習慣、特に糖質中心の食習慣なのです。

●歯周病の進行と食生活の悪循環

炭水化物（糖質）中心の食事をしている人は、歯周病にかかりやすくなります。炭水化物中心の食生活を続けると、口内フローラと腸内フローラのバランスが崩れ（ディスバイオシース）、口腔内も腸内もカビ、歯周病菌をどんどん増やします。

特に、口腔内と腸内で増殖したカビ（カンジダ）は、自分が生きていくうえで必要なエサをほしがります。そこでカビ（カンジダ）は脳に指令を出し、脳はあたかも自分自身（宿主）が炭水化物、特に糖質をほしがり、自分の意思で糖質（炭水化物）を摂取したかのように錯覚させます。このことを脳腸相関といいます。

その証拠に腸内環境を改善して、カビ（カンジダ）が減少すると目の前に糖質（ケーキなど）があってもほしくなくなります。

歯周病で歯を失うと、当然、噛み砕くことができなくなるので、食事に支障が出るばかりか、ダ液と食べ物を十分に混ぜることができないので、胃腸により多くの負担がかかるようになります。

歯がなくなると、噛めないので、肉、魚などのタンパク質を避けて、柔らかい炭水化物（糖質）を摂り続けるようになります。そして、この食習慣が、カビ（カンジダ）を増殖させ、歯周病菌を活発にさせます。さらに歯周病を悪化させるだけでなく、腸内環境をも悪化させて免疫力を減少させるのです。その結果、ますます全身病にかかる確率が高くなります。

●歯科医の筆者が体験して実感し、確信を持って勧められる50回咀嚼とプレートご飯

筆者の食事が不規則になったのは、歯科大学を卒業して大学院に入学してからでした。当時は朝食を抜いて、午前中は教授回診と学生講義の筆記、学生実習を担当していたので昼食時間は15分あるかないか。昼食はいつもカップラーメン、惣菜（調理）パンなどをほとんど噛まずに飲み込んでいました。

午後は学生実習、自分の受け持ち患者さんの治療と技工、夕方から自分の研究データ測

定と解析、英字論文の抄読などで多忙を極めていました。

夜ご飯は23時以降で、ご飯というより酒のおつまみとジャンクフードまみれでした。その頃は、まだ若かったにもかかわらず健康診断では、脂肪肝という判定でした。

検査していただいた先生からは、「素晴らしい脂肪肝ですね」「学会で発表したいくらいです」などと本気とも受け取れる冗談をいわれる始末です。しかし当時、脂肪肝は問題ないといわれていたので、さほど気に留めずに同じような生活を続けていました。

開業した当初も、食生活環境はさほど変わりません。パン、ラーメン、うどんなどの炭水化物はじめ、コンビニのフランクフルト、コンビニ弁当、ジャンクフード、唐揚げ、とんかつなど、毎日免疫力を落とす食事のオンパレードでした。

こんな食事で病気にならないはずがありません。55歳頃から血糖値、高血圧、高脂血症、中性脂肪、脂肪肝など軒並み数値が上昇。栄養療法で改善できないかと思い分子栄養学を実践したところ、高血圧、高脂血症、脂肪肝の数値は基準値に達し安定しました。ただし血糖値と中性脂肪だけが基準値に達せず上昇したまま。

患者さんには散々30回噛むように指導していましたが、自分は10回程度も噛んでいないことを反省して、50回咀嚼とプレートご飯に代え、パン、ラーメン、うどんなどの炭水化物は元より、コンビニ弁当、ジャンクフード、揚げ物や脂身の多い肉などをやめたところ、血糖値（ＨｂＡ１Ｃ）が一気に7.0から6.0に下がりました。ものすごい効果があったのです。

お恥ずかしい話ですが、食習慣が病気をつくり食習慣が病気を治すということを、身をもって実証しました。

●歯周病治療による炎症と糖尿病および大腸疾患の改善効果（歯周統合医療４４０人の研究結果）

食べものの選択が重要であることを示すデータがあります。筆者が２０２２年に発表した論文で、歯周病の炎症と糖尿病の改善効果を調べるために、血液検査をして、糖尿病の関連項目で考察を行ったものです。

血糖値の状態（ＨｂＡ１ｃ）、インスリンの分泌を抑制するタンパク質（ＴＮＦ－α）、インスリン分泌の程度を示す指数（ＨＯＭＡ－ＩＲ）、急性期タンパク質（ＣＲＰ）の平均値をそれぞれ比較しました（Ｐ１４６図12参照）。

保険歯周病治療も糖尿病に対して効果はあります。ただ、歯周統合医療に比べて、インスリン分泌抑制タンパク質の分泌抑制効果が少ないためインスリン抵抗性の改善効果が得られにくいのも事実です。そのため、インスリン分泌量が少ないのでＨｂＡ１ｃの減少量が少なかったと思われます。

その結果、食事改善を重要視しない保険歯周病治療は糖尿病に対し、わずかではありますが、効果があったものと考えられます。

これに対し、前述したような食事指導を中心とした歯周統合医療を行うことで、歯周病と糖尿病における血液検査項目で顕著な改善が認められました。歯周統合医療で歯周病の治療を行うことで、炎症が消退し、インスリン分泌が改善したのです（Ｐ１４８図13参照）。食生活の改善によって糖尿病を示す血液検査の値が減少したものと考えられます（Ｐ１４９図14参照）。

また、筆者は歯周統合医療と大腸がんについて２０２３年に論文発表しました。

大腸がんリスクがある食べものは、牛肉の脂、豚肉の脂、鶏肉の脂などの動物性脂肪や乳製品、コーン油や紅花油、パーム油などリノール酸、トランス脂肪酸を含む油です。またそのほかの食品としては、小麦などのグルテン食、化学調味料などが原因なので、これ

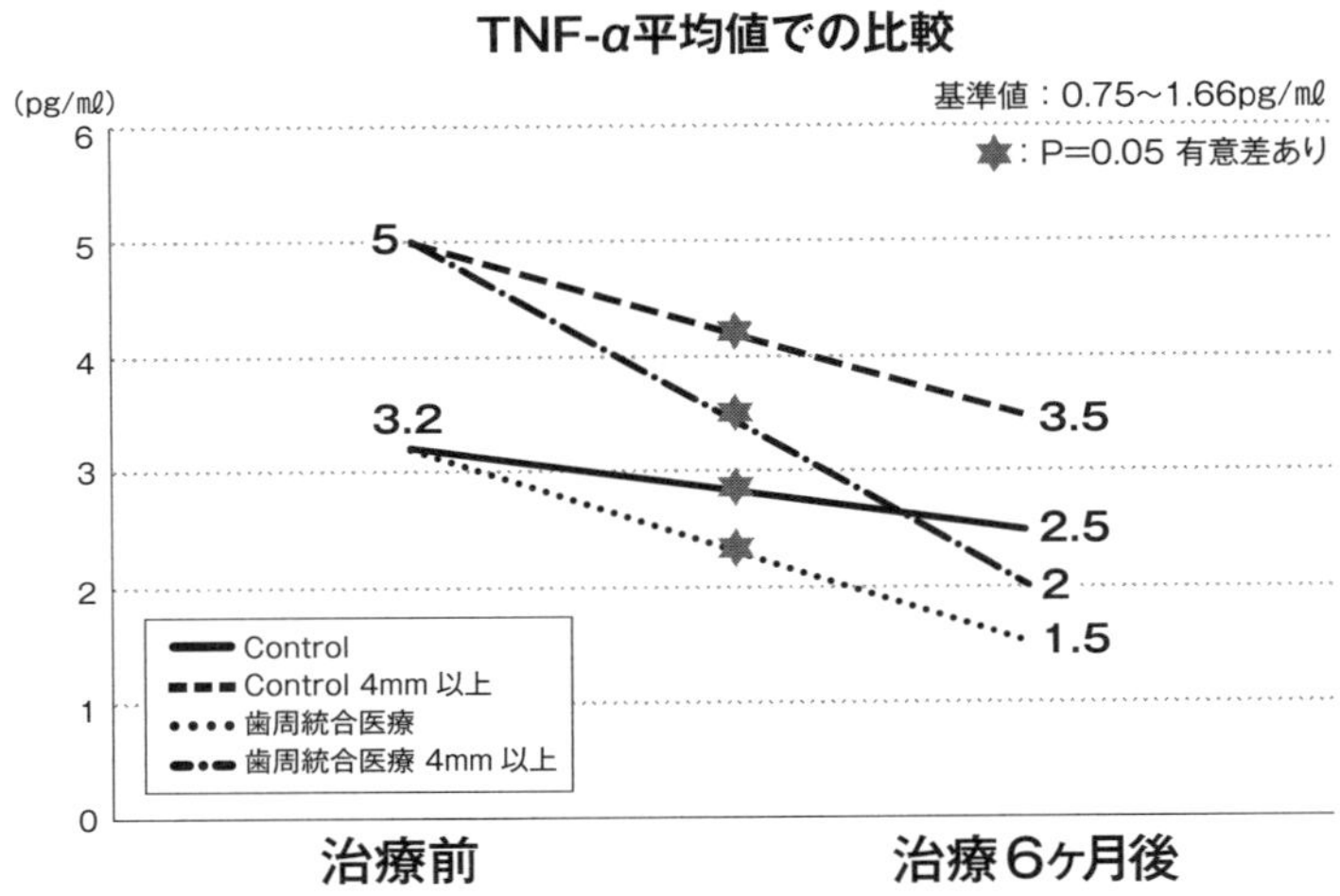

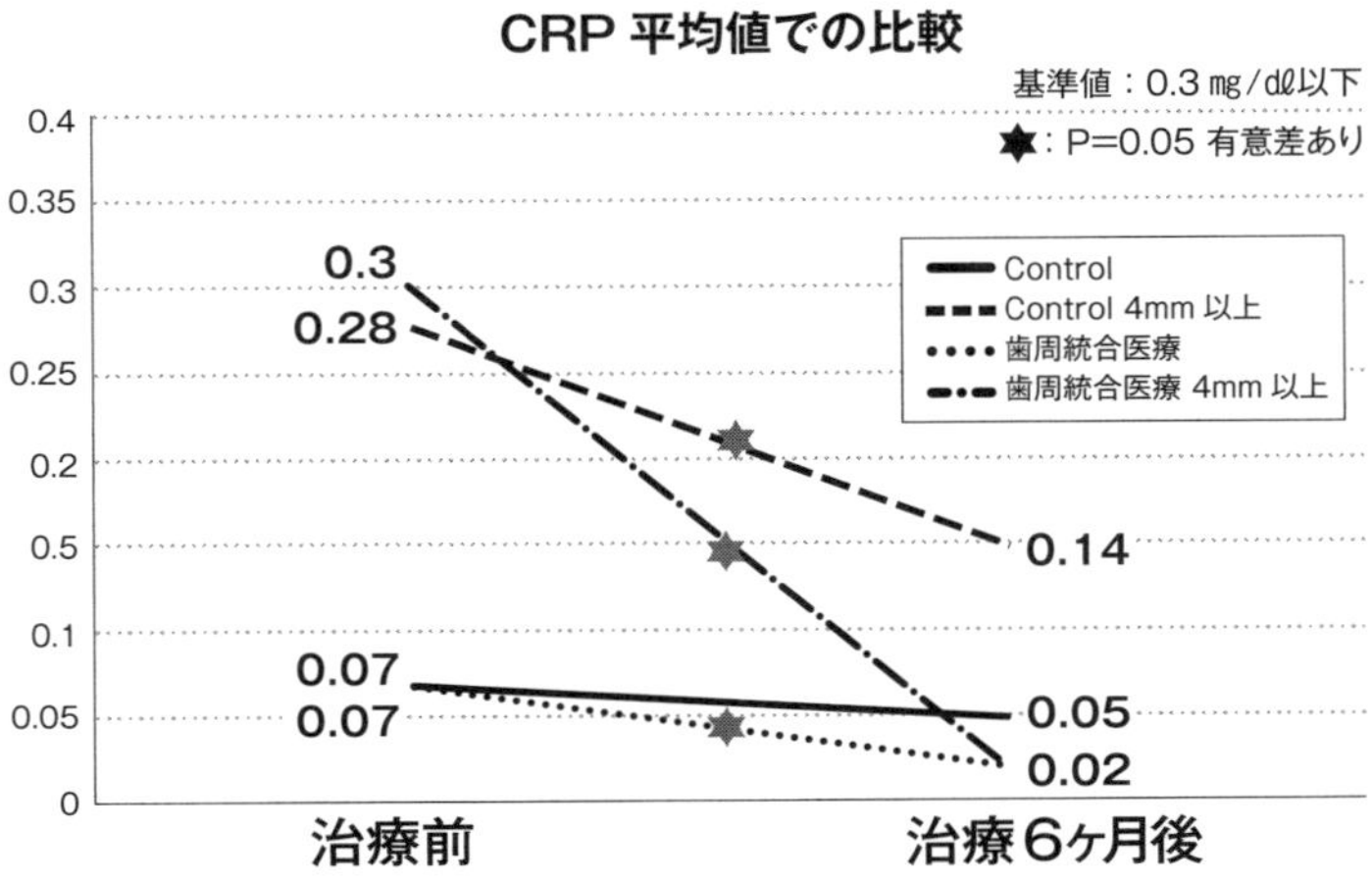

歯周統合医療：歯周統合医療歯周ポケット3mm以下
歯周統合医療 4mm以上：歯周統合医療歯周ポケット4mm以上

■図12：炎症と糖尿病

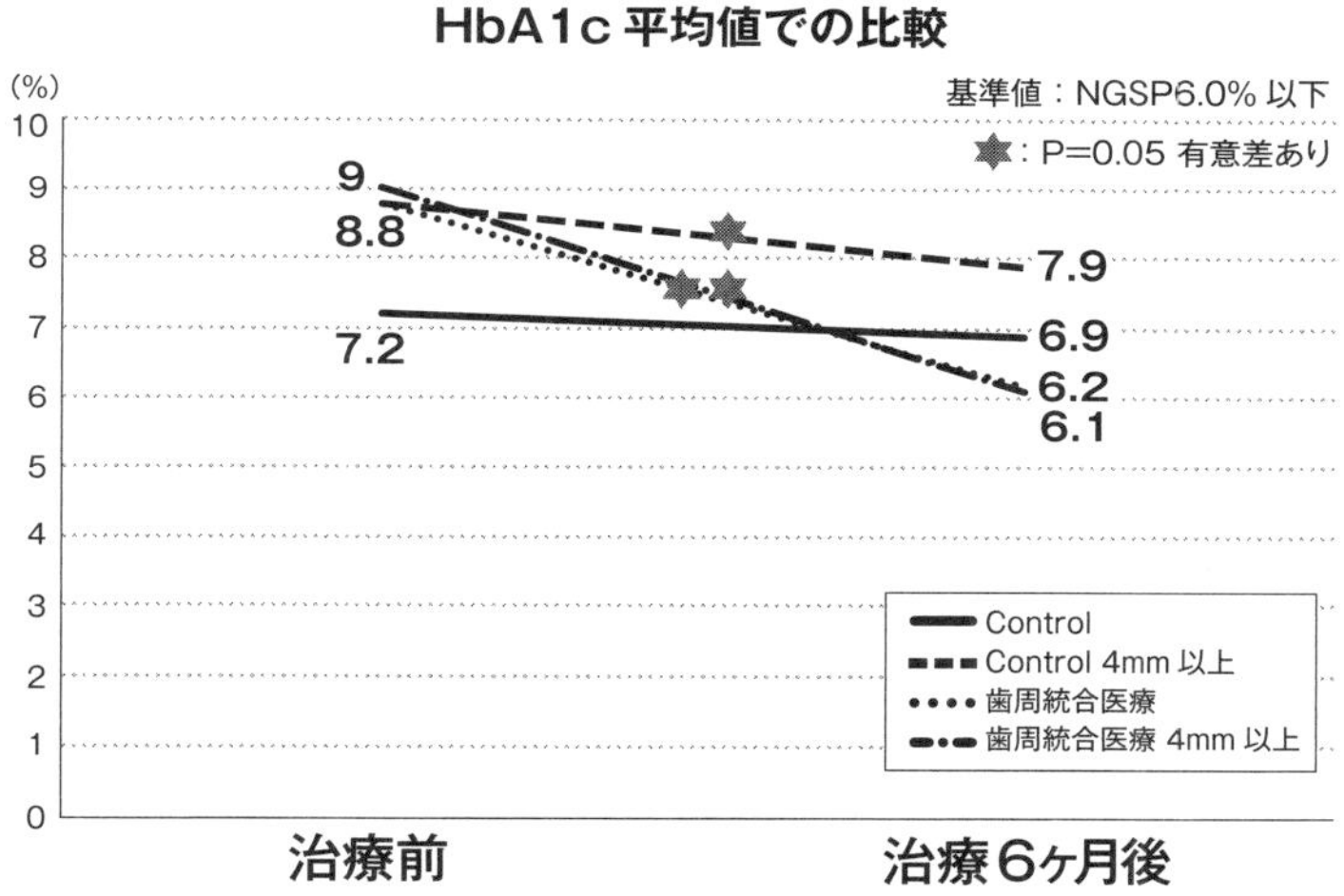

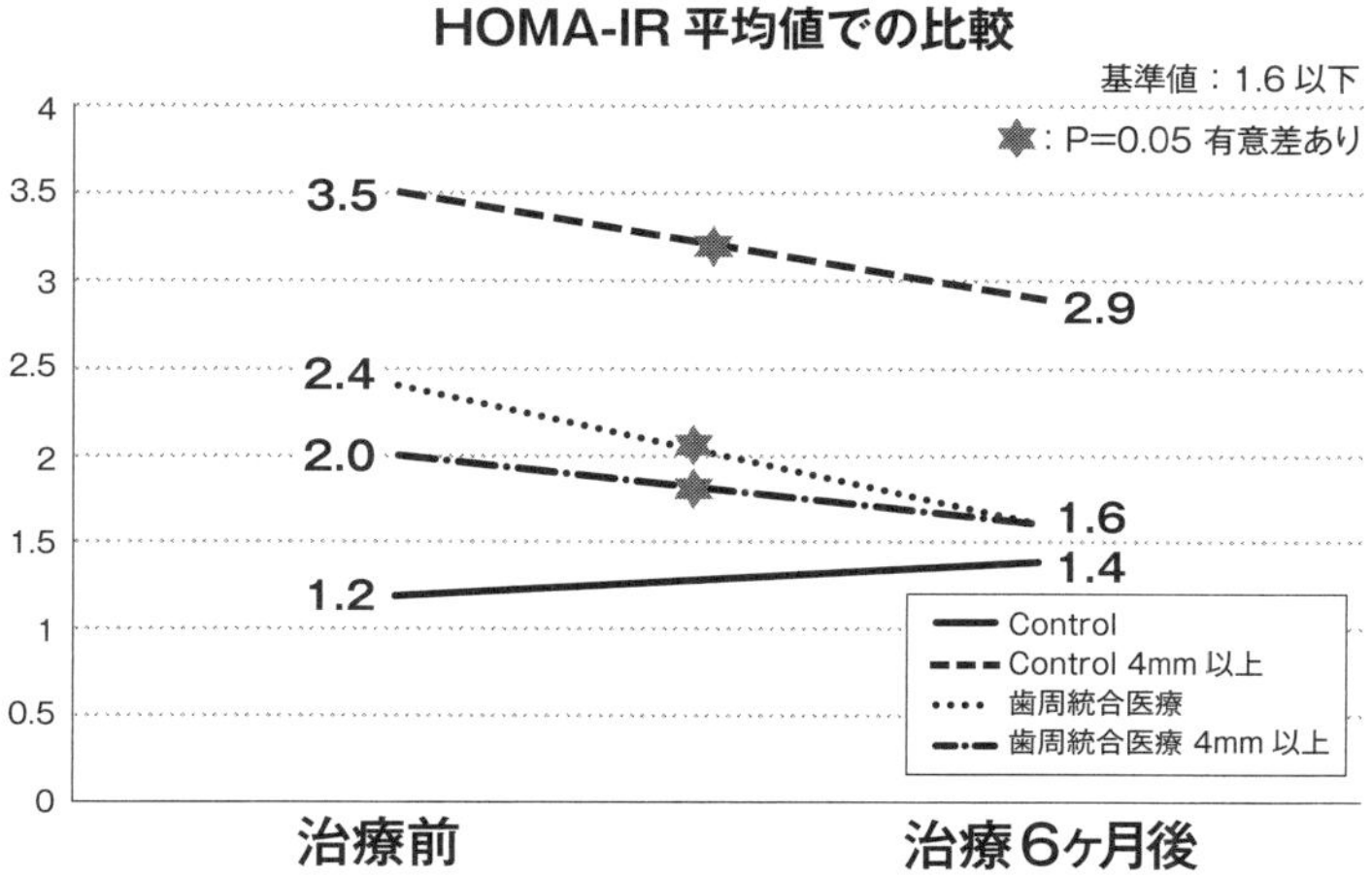

Control：保険治療歯周ポケット3mm以下
Control 4mm以上：保険治療歯周ポケット4mm以上

■図13：インスリンの分泌を抑制するタンパク質減少量の比較

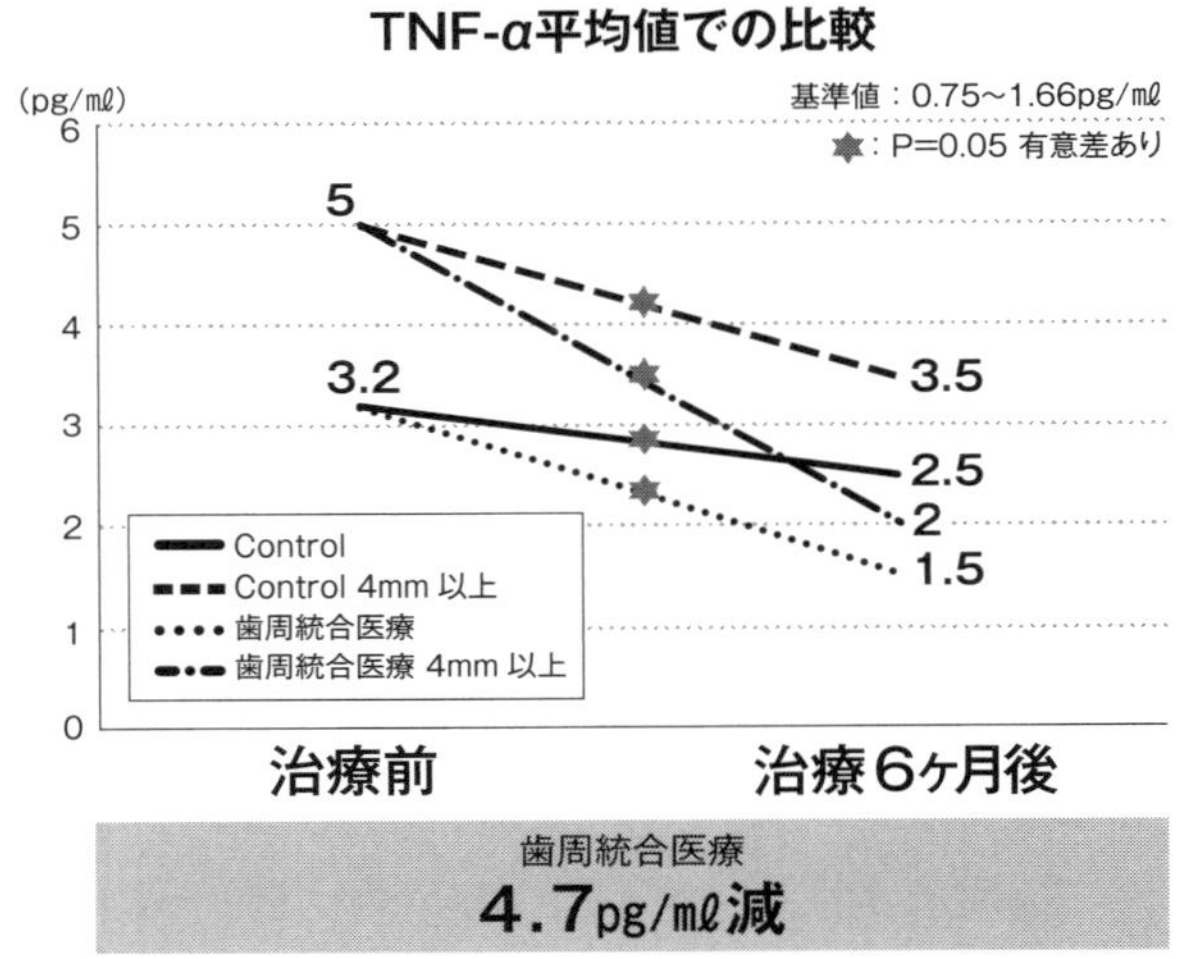

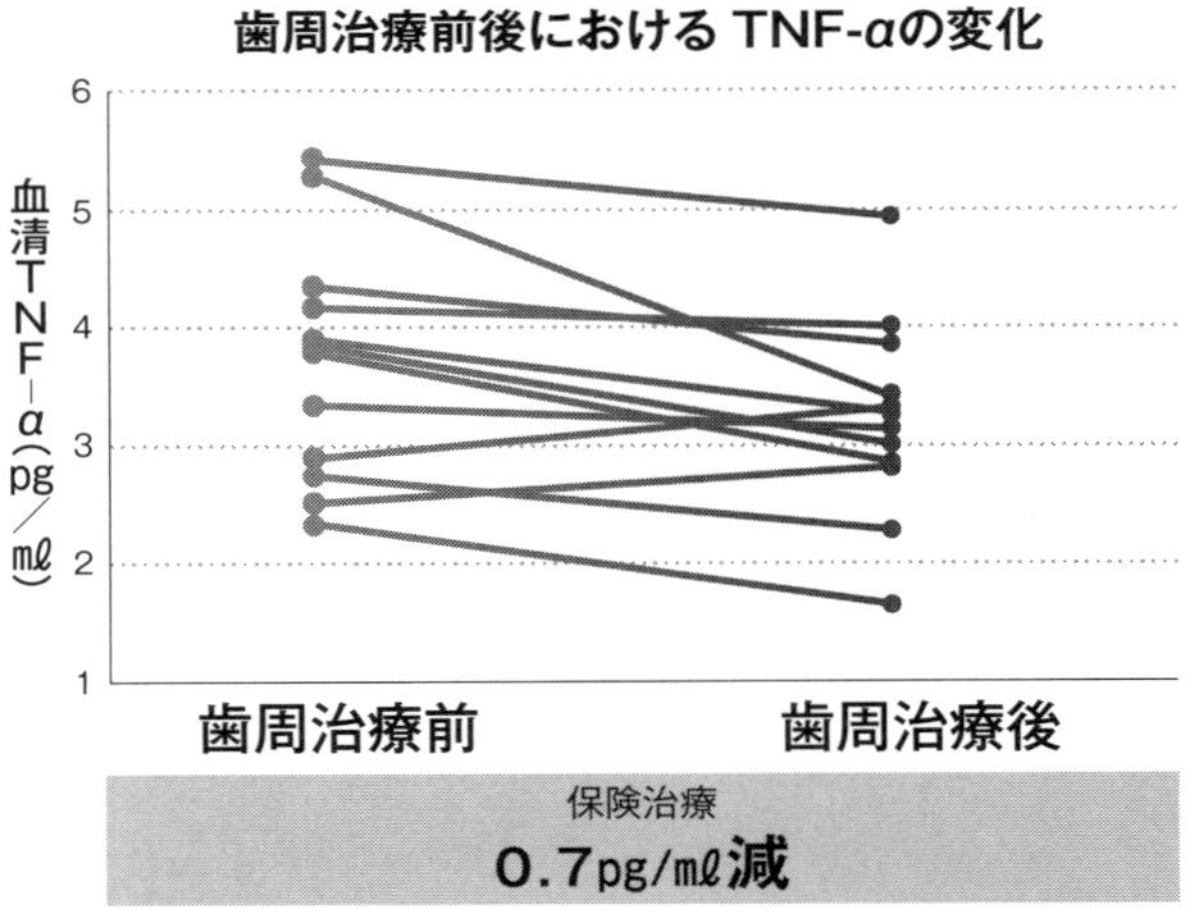

(Iwamoto Y et al, J Periodontal, 72:774〜8,2001より引用)

■図14：血糖値の減少量の比較(2)

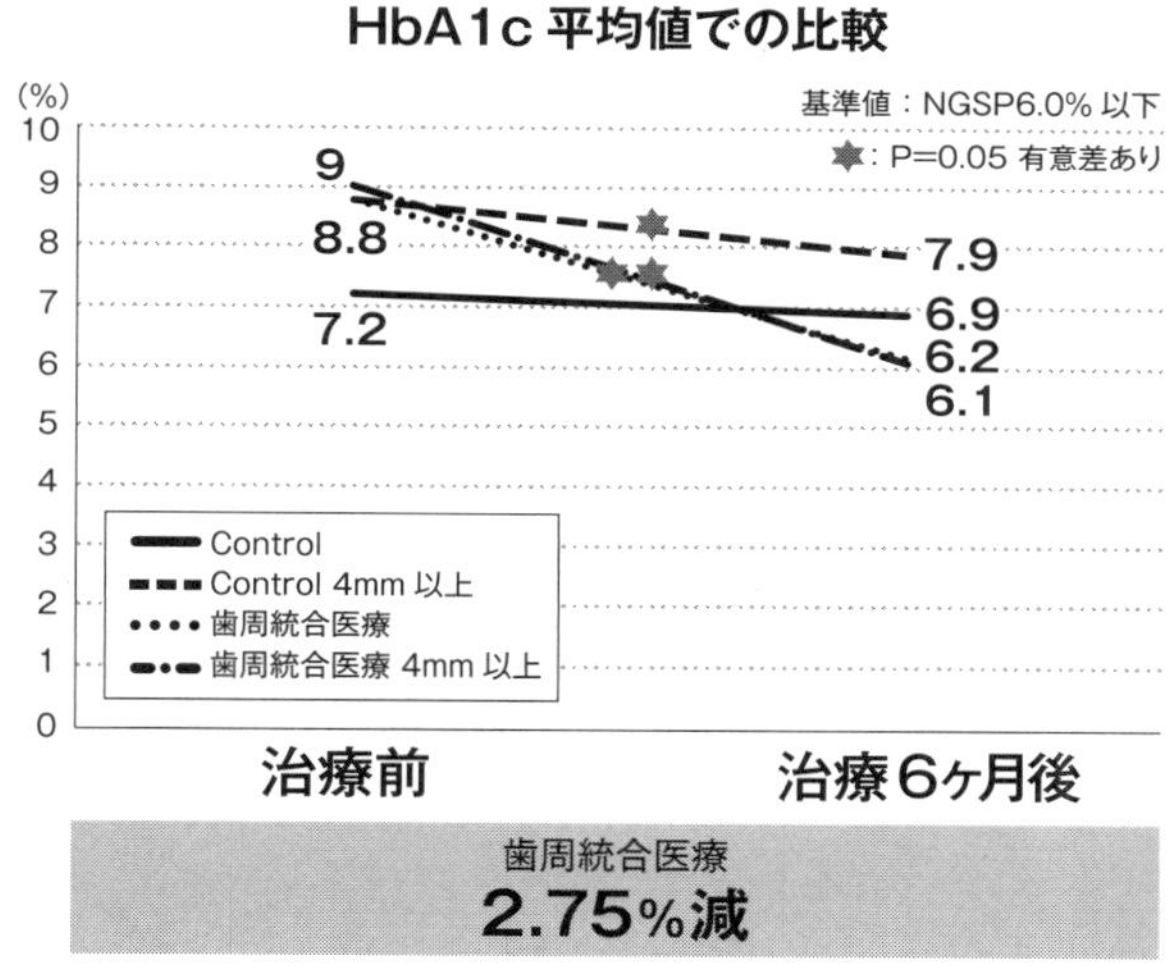

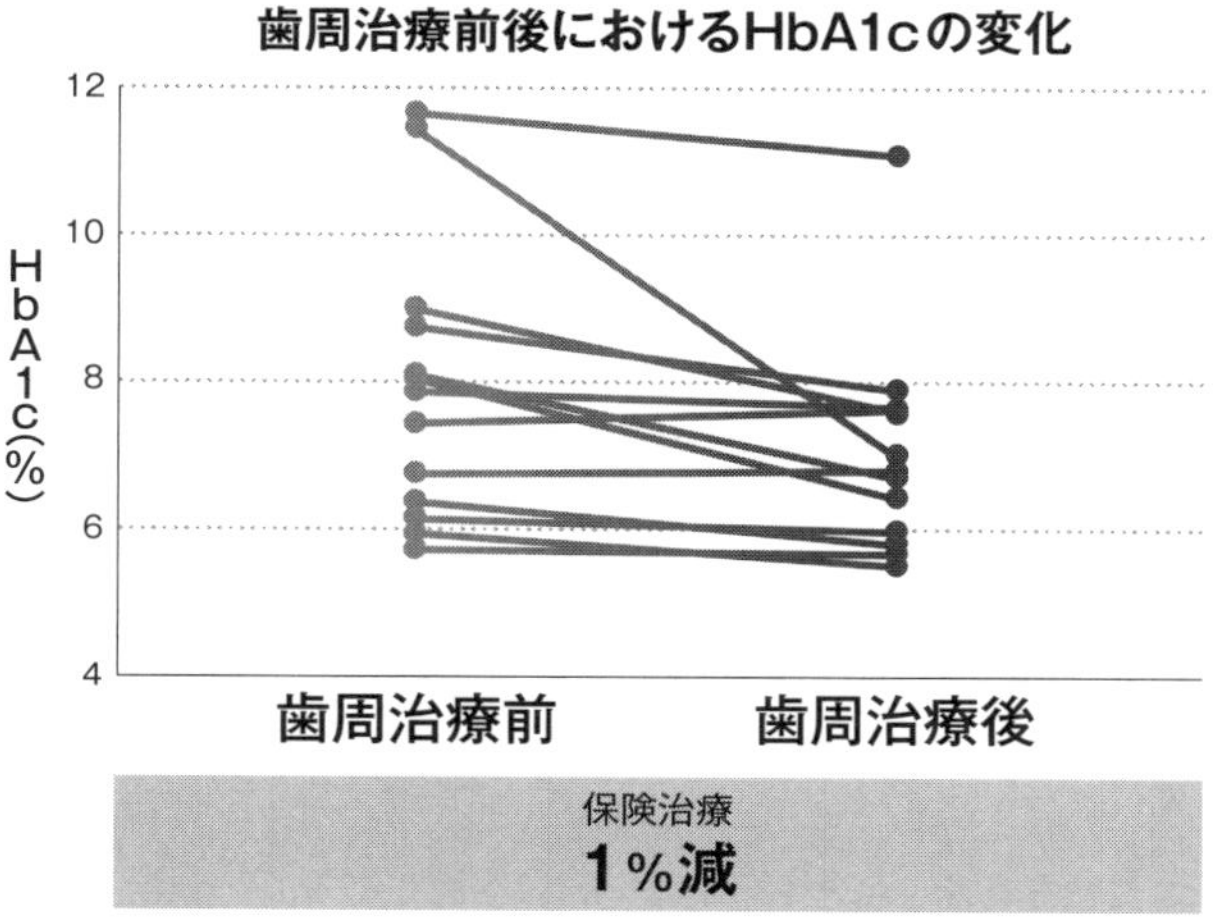

(Iwamoto Y et al, J Periodontal, 72:774～8,2001より引用)

■図15：歯周ポケット4mm以上で大腸ポリープと診断された人の経過観察結果

大腸ポリープ	医科検査後	経過観察１年目	経過観察２年目
保険治療：9人	除去：6人	除去：3人	再発：3人
歯周統合医療：7人	経過観察：7人	**消失：5人** 経過観察：2人	経過観察：1人

大腸ポリープの診断は患者さんが受診した医師による

■図16：ウンチは健康のバロメーター

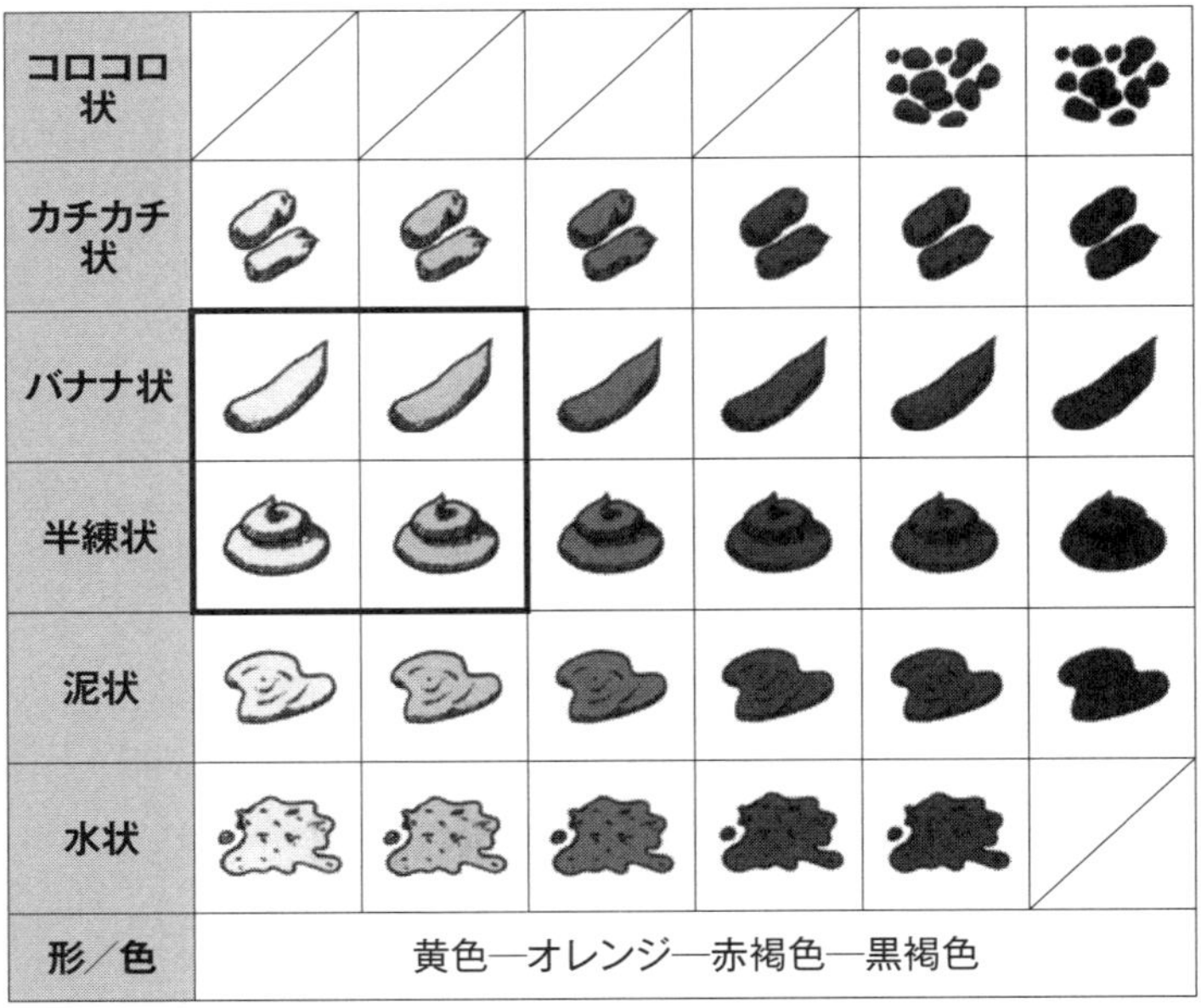

▭＝健康なウンチ

らをすべて避けるように指導しました。

そのうえでバランスよく食物繊維を摂取して、腸内細菌のバランスを整えるように果物や野菜をより多く摂取したことで、大腸ポリープが消失したものと思われます（P150図15参照）。

この結果は、食事改善を行うことで効果的に糖尿病および大腸疾患予防と改善がなされたことを科学的に示したことになります。

●理想の大便の色はバナナ色！

腸内環境の良し悪しを自分で確かめる方法は、ズバリ大便を毎日見ることです（P150図16）。

ウンチの色を決めるのは胆汁です。胆汁は肝臓でつくられて、胆嚢に貯蔵され十二指腸で分泌されます。この胆汁の色は緑色で、ウンチに色をつけます。

ウンチのpH（pH：酸、アルカリの程度を示す水素イオン指数）によって、アルカリ性なら黒ずんだ茶褐色、酸性なら黄色みを帯びたオレンジ色になります。腸内にビフィズス菌や乳酸菌などの有用菌が多い場合は、腸内の環境が弱酸性に保たれていますので、ウンチの色は黄色に近い色になります。

また、肉類や脂肪類を多く食べることで肉や脂肪を分解するのに胆汁が必要となり、肉類や脂肪類を消化するために悪玉菌も増加します。悪玉菌が多くなると腸内環境がアルカリ性になるため、ウンチの色が茶褐色から黒褐色になってきます。つまり、健康のためにはバナナ色（黄色）に近いウンチを維持することが肝要といわれています。

●ウンチの臭いは、腸内の健康をはかる重要なバロメーター

ウンチのクサイ臭いには発がん性、有毒性のあるものが多く、健康に悪影響をあたえています。ウンチやおならが臭いのは腸内で腐敗が起こり体で有害な物質がつくられているからです。

一方、肉食を控え、オリゴ糖や食物繊維の多い食事を取ると、ウンチの出がよくなり腸内ではビフィズス菌、乳酸菌などの有用菌が優勢になって、悪玉菌の増殖が妨げられます。

ウンチやおならの臭いも、刺激臭のある悪臭から発酵性のものに変わり、悪臭も軽減さ

れるようになります。つまり、発酵性の臭い（つけもの臭）が健康的な臭いなのです。

●健康な人のウンチの形はバナナ状で、適正な水分量は70～80％

健康な人のウンチの形はバナナ状で、水分量は70～80％です。これ以上水分が多くなるとウンチは軟らかくなり、半練状、泥状となります。ただし、半練状までは健康的なウンチといっていいでしょう。水分が90％を超すとユルユル便となり、下痢を起こします。

また、ウンチの水分が70％以下になるとウンチは硬くなり、60％以下ではカチカチ状、コロコロ状となります。ウンチは腸内を平均時速10センチの速さで進みますが、この進み方が遅くなると腸に水分が吸収されすぎて硬くなり、よけいに進み方が鈍ってしまいます。これが便秘です。

●下痢よりも便秘に要注意

よく便秘というとウンチが何日も出ない状態のことをいうと思っている人が多いようで

すが、排便のリズムには個人差があって、3日に1回でも、気持ちよく排便できれば便秘とはいいません。

毎日排便があってもウンチが硬く、排便時に苦痛を感じるようならそれは便秘です。一般的に便秘はウンチが腸内に滞在している時間が長く、悪い物質（炎症物質や細菌など）を再吸収してしまうので、下痢よりも便秘のほうが怖いのです。

便秘と関連する症状と疾患には、大腸がん、免疫力の低下、動脈硬化、高血圧、膀胱炎、肌荒れ、頭痛、めまい、肩こり、腹痛、不眠症、食欲不振、痔症、ガスの増加などがあります。

●便秘と便秘薬の常用で腸の働きが悪くなっている人には

便秘や肥満をすぐに治したくて市販の薬に頼ると薬が習慣になり、ますます腸の働きが悪くなります。そんな悪循環に陥る前に、できれば朝起きてすぐ歯みがきしたあとコップ1杯の水を飲み、毎日朝食の前に少量の水を飲みながら板のりを1枚食べてみてください。

のりには、食物繊維がゴボウの6倍含まれていて便の潤滑剤になるので効果抜群です。

ただし、板のりにはヨードが多く含まれていますので、ヨード過敏症やバセドウ病などの人は、医師に相談してください。

●便秘の人には注意が必要な食物繊維

便秘には食物繊維の摂取がよいと今や常識のように思われています。ところが、そこには重大な落とし穴があります。実は便秘を悪化させる食物繊維があるのです。

一言で食物繊維といっても、不溶性食物繊維と水溶性食物繊維の2種類があります。不溶性食物繊維とは、水に溶けない食物繊維で、水溶性食物繊維とは水に溶ける食物繊維のことをいいます。

●不溶性食物繊維は、おなかの調子を整える

水に溶けずに水分を吸収してふくらむ不溶性食物繊維は、便のカサを増やして腸の働きを刺激します。さらに、乳酸菌やビフィズス菌といった体によい作用をもたらす善玉菌のエサとなり、菌を増やしておなかの調子を整えます。

●水溶性食物繊維は、糖質の吸収を抑えコレステロールを低下させる

ネバネバとした形状をもつ水溶性食物繊維は、胃腸内をゆっくり移動していくため、糖質の吸収をおだやかにして食後血糖値の急な上昇を抑えます。

また、水溶性食物繊維には吸着性があり、小腸でコレステロールや胆汁酸を吸収して、スムーズに体外に排泄できるようサポートします。

●食物繊維の落とし穴

便秘が続くときに、何も考えずに不溶性食物繊維ばかりを摂るとかえって便秘を悪化させます。なぜなら不溶性食物繊維は、水分を吸収してふくらみ、便のカサを増やすので、便の排泄に支障をきたすからです。

便秘のはじめは、水溶性食物繊維を中心に摂り、便が出るようになってから不溶性食物繊維と水溶性食物繊維をバランスよく摂ることが大切です。

●不溶性食物繊維

セルロース	大豆、ごぼう、小麦ふすま、穀類、豆類など
ヘミセルロース	小麦ふすま、大豆、穀類、ごぼうなど
リグニン	小麦ふすま、穀類、完熟野菜類、豆類、ココアなど
キチン	甲殻類の殻、きのこなど

●水溶性食物繊維

ペクチン	熟した果物、イモ類、（キャベツ・大根などの）野菜類
アルギン酸	昆布やわかめなどの海藻類
ガム質	大豆や大麦・ライ麦などの麦類
グルコマンナン	こんにゃくなど（凝固剤を使用している市販のこんにゃくは不溶性）

●腸内環境を改善する3つの方法

①7時間睡眠を心がける

規則正しい生活によって便習慣も整います。なるべく同じ時間に睡眠を取り、定期的な排便のためのリズムづくりを行いましょう。成長ホルモンや睡眠ホルモン（メラトニン）などが分泌しやすいように、夜更かしをせず深夜0時前に睡眠につき、死亡率が低く長寿につながるといわれている7時間の睡眠時間を取りましょう。

②バランスの取れた食事を心がける

前述したように、精製炭水化物、牛乳、砂糖を避け、野菜をしっかり摂って、肉食に偏らないように食事のバランスに気を配りましょう。食事の偏りは便秘を引き起こす一因です。肉や卵などの動物性タンパク質だけでなく、野菜や発酵食品、魚なども忘れずに、バランスよく食べることを意識しましょう。

③ストレスのない生活を送る

ストレスが多いと睡眠不足になったり、アルコール量が増えたりします。スポーツなどで適度に体を動かすなどしてストレス解消を図ると、自律神経も整い、便習慣が改善されます。歩数であれば、1日1万歩が理想とされています。

●病気を遠ざける食事方法（栄養療法）

病気は誰がどうやってつくっているのでしょうか？　生まれつきそうなる運命だったのか、遺伝なのか、たまたま運が悪いのか、元々免疫力がなかったのかなど、いろいろ考えられると思います。

ここまでお読みになった人は、もうおわかりになっていると思います。食生活が病気をつくっているのです。時代とともに食事内容が変わっています。それに伴い病気の種類もさまざま変化してきました。現代は特に戦前、明治、江戸時代になかった新しい病気が増えています。

医学が進歩したから新しい病気が見つかったという意見もあると思います。それも一理あると思いますが、戦後の食の欧米化に伴い急激に増えた病気、添加物などの規制緩和によって増えたであろう病気があまりにも多いように思います。

ここでは、今までの食生活を見直しちょっとだけ工夫することで、病気を遠ざける食事についてお話しします。

●野菜摂取が栄養吸収を助ける

現代人は、野菜摂取量が極めて少なく、白米、小麦など精製炭水化物を摂取する割合がとても多いことが知られています。

野菜は抗酸化作用と免疫力を向上させ、がんなどの現代病予防に効果的です。精製炭水化物ばかりの食生活は、がんになりやすい体質をつくることが知られています。

体の調子を整えるのは野菜などに多く含まれるビタミンとミネラルです。ビタミンとミネラルは、体温を調節したり、体内で必要な物質をつくったり、神経の働きにかかわるなど、体の状態を一定に保つための大事な栄養素です。またエネルギー源にはなりませんが、健康維持や体調管理に欠かせない栄養素なのです。

そしてビタミンは、糖質、脂質、タンパク質などの三大栄養素がエネルギーや筋肉、骨、皮膚などに変わる際に、潤滑油のように転換を助けます。

ミネラルは、体の構成成分として骨や歯をつくったり、機能を調節したりします。筋肉や神経、ホルモンの働きや、体液のpHや浸透圧を調整したりします。**いくら三大栄養素をたくさん摂っても、ビタミンやミネラルが少なければ体に吸収されません。**

このように体に必要なビタミンとミネラルですが、体内でほとんどつくることができないので、食事から摂る必要があります。体内で不足すると欠乏症やさまざまな不調を招く場合があり、摂りすぎた場合にも過剰症や中毒を起こすものもあります。

特に、マグネシウム、カリウム、鉄、亜鉛は、ミネラルの中でも不足しがちな栄養素です。

ミネラルやビタミンの少ない加工食品とジャンクフード中心の食事は、栄養の体内への吸収を邪魔して低体温を招き、長期的にはがんなどの病気に導きます。つまり、食べた栄養を効果的に吸収するためにも野菜の多い食事は必須なのです。

また、「カロリー1/2」「脂質はバターの1/3」「糖質0」のように一見体によさそうな商品が見受けられますが、カットした分、何かしらの添加物やトランス脂肪酸などで補っているのでかえって体によくありません。

●発がん性物質を多く含む加工肉食品（ハム、ソーセージなど）を避ける

市販のソーセージをはじめとした加工肉食品は、高塩分で高脂肪、食品添加物として発色剤（亜硝酸塩）、増量剤（リン酸塩）、酸化防止剤（L–アスコルビン酸）、着色剤（コチニコール色素）、保存剤（ソルビン酸）、化学調味料（アミノ酸など）などの発がん性があるものや多くの添加物を含む食品です。添加物や発色剤不使用のオーガニックの加工肉食品（ハム、ソーセージなど）は比較的安全ですが高価です。

病気を遠ざけたいなら、これらの食品は避けましょう。

●ビタミンCを食事に取り入れる利点

ビタミンCには、体にとって必要な数多くの効果があります。

- ●強くてしなやかなコラーゲンの生成
- ●抗酸化作用で酸化を防ぐ

●ストレスに対抗する
●糖代謝に関係して血糖を減らす
●アミノ酸、葉酸の代謝に関係する
●鉄、カルシウムの吸収を助ける
●抗ヒスタミン作用がある
●中性脂肪を減らす
●血圧を安定させる
●血栓を防ぐ
●免疫機能を向上させる
●抗炎症作用がある
●脳機能の向上
●痛みの緩和
●ウイルスの不活性化
●病原菌を殺菌し毒素を中和する
●全身病やがんの予防

など。

●ビタミンCと免疫力の関係

そこでビタミンCの効果をくわしくお話ししたいと思います。

ビタミンCは、歯周病にも大きな関連性があります。まずビタミンCは、病原菌を殺菌しウイルスを不活性化します。そして免疫力を上げ、コラーゲンを生成するので、歯周病の原因菌を殺菌するとともに、免疫力を上げて歯周病にかかりにくくします。そのうえ、強くてしなやかなコラーゲンをつくるので歯周病にかかりづらい丈夫な歯肉をつくることができます。

また、ビタミンCは、がん予防に効果があります。その一例として、どうしても加工肉食品（ハム、ソーセージなど）を食べたい人は、ビタミンCを一緒に摂ることによって胃がん予防になります。そのとき、よく噛んでダ液と混ぜることでダ液の抗がん作用を発揮させることが大事です

前述しましたが、肉や魚は胃で消化されるときに有機化合物（アミン）をつくります。

それが加工肉食品などに含まれる防腐剤（亜硝酸ナトリウム）と反応して胃がんの原因物質（ニトロソアミン）を生成します。そこでこれらは一手間かけて事前に下茹でするか、蒸すことで添加物の量を減らすことが大事です。そのうえで加工肉食品などを食べる前にビタミンCを飲んでおくとビタミンCがいち早くこの有機化合物（アミン）と結合して発がん物質（ニトロソアミン）の合成を防いでくれます。

ワイン（酸化防止剤として亜硝酸塩を含む）を飲んだときにも、体内ではこれと同じような反応が起こります。ワインをたしなむ前には、同様にビタミンCを飲むことをお勧めします。

お酒を飲むときはビタミンCを飲んでおくことで、毒性の強い物質（アセトアルデヒド）を分解しやすくして肝機能を良好な状態に保ちます。

ビタミンCにはこのほかに抗がん剤に使用される物質の効果を促進する働きもあります。この物質によりウイルスに抵抗するタンパク質（インターフェロン）が生成され、ウイルスの活動を抑制します。がん細胞にも同じように働きかけ、がん細胞の増殖を抑えます。

このようにさまざまな効果効能があるビタミンCですが、なるべくサプリではなく毎回の食事からビタミンCを摂取することが大事です。サプリで摂るよりも食事から摂ったほうが、抗酸化力が強いというデータがあります。

●体によかれと思って摂っている加工食品の罠

①シリアルの罠

健康的で体にいいというイメージで朝ご飯やダイエット食品として食生活の一部に取り入れている人も多いシリアル。そのシリアルには体に危険な罠が隠されていることを知っていますか?

シリアルとは、とうもろこし、麦類などの穀物を押しつぶして、薄い破片(フレーク)や、パフ状にして食べやすく加工したものです。

代表的なシリアルには、コーンフレーク、グラノーラ、オートミール、ミューズリーなどがあります。

健康そう、体によさそうというイメージで食べているシリアルの大半は添加物、糖質が多い穀物加工品です。しかも添加物の多くが甘味料や保存料で、トランス脂肪酸も含まれているので、むしろ体に悪影響をあたえる可能性があります。また、シリアルは通常、牛乳や乳製品と一緒に食べるためひかえたほうがよい小麦・砂糖・牛乳を毎日摂っていることになります。酸化、糖化、カビ（カンジダ）を引き起こす原因となるのです。

コーンフレークは製造時に砂糖やシロップで味つけされているものがほとんどです。コーンフレークの原料のコーンは品種改良されているコーン（遺伝子組み換えなど）を使っているものがあるので注意が必要です。

グラノーラは、オートミールなどを主とした穀物加工品にナッツやドライフルーツ、砂糖やはちみつなどの甘さ（糖分）をくわえ、焼き上げたものでカロリーが高めです。糖質過多になり、血糖値の乱高下につながるので注意が必要です。

比較的よいのは次の2つです。

●**オートミール**：オーツ麦を食べやすく加工したシリアルです。植物性タンパク質が白米の約2倍で、カルシウム・鉄分といったミネラルや、整腸作用に優れている不溶性食物繊維も多く含まれています。

●**ミューズリー：**オートミールとナッツ、ドライフルーツを合わせたもので、ドライフルーツに糖分と油が含まれます。

ただし、オートミールもミューズリーも亜鉛や鉄の吸収を妨げる物質（フェチン酸）が含まれています。オートミールは味がついていないので低カロリーですが、牛乳やヨーグルト、はちみつ、ジャム、ドライフルーツなどを合わせて食べることが多いと思います。どんな食品でもそうですが、食べすぎはよくありません。低カロリーに騙されて、食べすぎないよう注意が必要です。食物繊維が豊富なオートミール、ミューズリーですが、食物繊維が多いために水分でかさ増しするので、食べすぎるとかえって腸内に便が溜まって、おなかが張りやすく便秘になったり、逆効果で下痢を引き起こしたりすることがあります。またフェチン酸の作用で亜鉛や鉄の吸収を妨げたり、下痢、便秘により腸内環境を乱しリーキーガット（症候群）の原因となることがあります。食べすぎが体によくないことはもうおわかりですよね。

② 豆乳の罠

あります。

「牛乳がダメだというと、豆乳はどうですか？」とよく聞かれます。豆乳には次の効果があります。

1. コレステロール値の改善効果

豆乳に含まれるサポニンには血液中の脂肪の蓄積を抑える働きがあり、大豆のタンパク質には善玉コレステロールを維持しながら悪玉コレステロールを減らす作用があります。

2. 腸内環境の改善効果

豆乳は消化吸収が緩やかで、便秘の改善にも役立ちます。

3. 体重管理のサポート効果

豆乳に含まれるサポニンやレシチンには脂肪の蓄積を抑える働きがあり、大豆のタンパク質はゆっくり消化されるため満腹感が長続きします。

4. 鉄分やミネラルの補給効果

豆乳には鉄分、マグネシウム、カリウムなどのミネラルが豊富に含まれています。

5. イソフラボンによる効果

大豆に含まれるイソフラボンは女性ホルモンに似た働きをするため、肌の調子を整えたり、イライラや不安を抑えたりする効果が期待できます。

●過度の摂取にご注意

こんなによい効果がある豆乳ですが、過度に豆乳を飲むと、女性ホルモン（エストロゲン）と構造が似た大豆イソフラボンの働きでエストロゲン様の作用をするのでホルモンバランスを乱すことがあります。

また、豆乳に含まれる植物性脂質が吹き出もの、肌あれの原因になることがあります。飲みすぎるとエネルギーの摂りすぎになるため、太る可能性もあります。特に豆乳飲料と呼ばれるフレーバーや砂糖がくわえられている製品は、無調整豆乳より糖質が多いので飲みすぎには注意が必要です。大豆イソフラボンには乳がんや骨粗しょう症、前立腺がんを予防する効果があることが知られていますが、摂りすぎると逆に乳がん、子宮筋腫、前立腺がんのリスクを高める可能性もあるという報告もあります。

大豆イソフラボンの1日の摂取量は、豆乳では成人で1日400〜600㎖くらい（子どもや妊婦は200〜400㎖）を目安にしてください。納豆は、1日1パックとし、1日に豆乳と納豆を摂ると、大豆イソフラボンの摂りすぎになるので1日に摂る量は、豆乳

1パックか納豆1パックのどちらかにしましょう。

③アーモンドミルクの罠

アーモンドミルクは牛乳や豆乳よりも低カロリーで低糖質なので、いつも飲んでいる牛乳や豆乳をアーモンドミルクに置き換えるだけで1日のカロリー摂取量を減らすことができます。また、アーモンドミルクにはコレステロールが含まれていないので、コレステロール値が高くて悩んでいる人はアーモンドミルクに置き換えるとコレステロールの摂取量を減らせます。

ただし、アーモンドミルクには、ビタミンEや食物繊維が添加されているものがある反面、リン酸カルシウムなど体にリスクがある添加物が多く含まれています。また、砂糖が入っているアーモンドミルクを毎日飲むと、カロリーや糖質の摂りすぎにより太ったり、糖尿病などの生活習慣病になるリスクがあります。

アーモンドミルクを購入する際は、パッケージの表面と裏面の表示を確認し、砂糖や添加物の有無をチェックしてから購入することが大事です。

●毎日1個のりんごを食べると医者を遠ざける

〝An apple a day keeps the doctor away〟

ということわざがあるように、りんごには、強い抗酸化作用があり、老化を防いだりコレステロール値を下げたりする働きがあります。

また、腸内の善玉菌を増やす整腸作用があり、余分な脂肪や毒素を排出してくれます。

りんごは健康維持のみならず、ポリフェノールとカリウムが多いので美肌にも効果がある果物です。活性酸素から体を守る作用（抗酸化作用）に優れたものも多く含まれます。

これらの成分の健康効果の研究が過去に何度も行われており、注目度の高さと健康への効果がうかがえます。また、カリウムをはじめとしたミネラル類も豊富で、ビタミン、食物繊維もバランスよく含んでいるため、病気予防効果を高めています。

りんごは皮ごと食べたいものです。りんごの皮には食物繊維やビタミンCが豊富で、便秘解消や血糖値の急上昇を防ぎ、コレステロールを下げる働きがあるため心臓病予防にも効果的です。

りんごの皮には農薬が多くかかっているので心配だという人もいると思います。そんな人は、流水で十分洗ってください。それでも心配な人は、重曹と水の溶液につけおき洗いをしたあと流水で流すと効果的です。

●健康維持にとって必要なもの

健康維持にとっては、「何を食べるべきか」というより「何を食べないか」のほうがとても重要だと思います。

歯周病、そして病気にならない秘訣は、健康飲料やサプリメントなどをタス（＋）より健康に悪いものを摂らない、マイナス（－）することなのです。

そのために次の４つを心がけてください。

①食生活のバランス改善
②精製炭水化物などの糖質制限と精製塩（99％ナトリウム）摂取量の制限とマグネシウムの摂取（後述する味噌汁は塩分過多のウソの項参照）
③化学調味料（人工アミノ酸）、植物性油脂、動物性油脂の摂取制限
④小麦・砂糖・牛乳の制限など

これらを実行するには、やはり日本人の体質にあった7分つき玄米、発芽玄米、雑穀入り白米などのご飯と発酵食品の代表である具だくさん味噌汁など和食中心の食生活が効果的です。特に腸内環境を整えるためには発酵食品とプロバイオティクスが必要です。

自然界にない人工的で不自然なもの……、たとえば電子レンジで加熱調理したもの（体の中で炎症反応を示す）や、添加物、農薬、ホルモン剤などは、すべて腸内環境に悪影響をあたえるので、極力避けることが大切です。

●味噌汁は塩分過多のウソ

困ったことに、「日本人は発酵食品を摂る機会が多いからこそ、塩分摂取が多くなりがち」などという人がいますが、化学調味料いっぱいの食生活を改善せずに日本古来の発酵食品である味噌汁が塩分摂りすぎの原因にされていることは嘆かわしいことです。摂りすぎがよくないのは、いわゆる99・9％ナトリウムの現代の塩です。食卓塩は健康維持に必要なミネラルが取り除かれています。この精製塩を摂ることで高血圧症のリスクが跳ね上がるのです。

塩は少し高いですが自然塩、岩塩などで摂るようにしてください。自然塩にはいくつもの微量ミネラルが含まれており、むしろ体の調子を整える働きをします。

筆者は、野菜をいっぱい入れた具だくさんの味噌汁をつくり、温野菜にして野菜を食べるようにしています。具の野菜にはカリウムが多く含まれており、過剰なナトリウムを排出する役割も果たします。また、味噌は余分な添加物が入っていない、自家製味噌（自分でつくった味噌）を使っています。半年くらいでつくれますし、市販の自家製みそでも、それほど高価ではありません。

日頃からなるべく野菜や食材本来の味を楽しむ食べ方をお勧めします。

4 腸内環境を整え免疫力を高めるためのバクテリアセラピー

●バクテリアセラピーとは

バクテリアセラピーとは、善玉菌を補給することで体の中の菌バランスを整える医療技術のことです。病院での治療を妨げることなく、自宅で実践でき、治療効果を高めながら病気の再発を防ぐといったメリットがあります。

バクテリアセラピーには、ヒト由来のロイテリ菌という乳酸菌を使用します。ロイテリ菌とは、80年代初頭に環境汚染から隔絶されたアンデスの高山地域に住む女性の母乳から発見されたヒト由来の乳酸菌なので、安全に摂取することができます。ロイテリ菌は胃酸や胆汁に強く、毎日摂取することで口から胃・小腸や大腸などすべての消化管に生きたまま定着して集団をつくることが確認されています。ヒトの体にとって有害な悪玉菌を感知したときだけ天然の抗菌物質を産生します。そのため、ヒトにとって有益な菌（ビフィズス菌など）に対しては影響をあたえず、特定の悪玉菌だけに反応する性質があります。そのため定着菌をそのまま維持しながら腸内の善玉菌と悪玉菌のバランスを整えることができます。ロイテリ菌がその力を発揮するには「生きている」ことがとても大切です。ロイテリ菌は、カビを除去するだけでなく、リーキーガット修復にも効果があることが立証されています。カビを抑制して、口内フローラと腸内フローラのバランスを改善することでリーキーガットを改善し、免疫力を正常な状態まで高めることができるのです。

くり返しますが、人間の体には１０００種類以上１０００兆個以上ともいわれる膨大な量と種類の菌が生きています。

人間の腸内細菌は、人間を健康にする「善玉菌」、病気の原因になる「悪玉菌」、優勢な菌に合わせてどちらにもなる「日和見菌」の3種類に分類されます。そして、この菌のバランスが悪玉菌に優位な状態になってしまうと免疫力が下がり、次のようなさまざまな病気を引き起こします。

1. 口腔疾患：虫歯、口臭、歯周病など
2. アレルギー：花粉症、アトピー性皮膚炎
3. 胃腸疾患：ピロリ菌感染性胃潰瘍、胃潰瘍、下痢、便秘、感染性腸炎など
4. 感染性疾患：風邪、インフルエンザ、肺炎、発熱など

善玉菌は、悪玉菌やウイルスと闘ったり、健康を維持するための栄養をつくったりと、体にとってとても重要な働きをします。一方で、動物性タンパク質（肉、脂肪分など）を分解するには一部の悪玉菌が必要になるので、腸内の菌バランスがとても重要になってきます。

●善玉菌のおもな働き

1. 口：虫歯菌・歯周病菌の抑制
2. 胃腸：栄養素の分解や生成
3. 皮膚：表皮を弱酸性に保ち皮膚のバリア機能の維持
4. 乳房：ロイテリ菌などによる免疫物質の分泌促進
5. 生殖器：ビフィズス菌などによる膣内バリア機能の維持

●バクテリアセラピーの3大特徴

①体質改善効果の持続性

善玉菌を増やして体質改善をし、体内の菌バランスを整えて、悪玉菌を抑制します。

②薬の効果に影響をあたえない

③安心安全

ロイテリ菌は、ヒト由来の善玉菌なので体に定着しやすく老若男女、妊婦さんまで安心して摂取することができます。

●バクテリアセラピーの基本的な3つの方法

①自分の使用目的にあったロイテリ菌を選ぶ

有益な菌には、整腸作用やビタミンの生成という働きやコレステロールを下げたり、アレルギーの改善、免疫機能の改善による感染症予防効果が期待されます。ロイテリ菌には、プロテクティス、ガストラス、プロデンティスの3種類があり、それぞれ使用目的が異なります。自分が一番改善したい項目に適したロイテリ菌を摂ることが大事です。

バクテリアセラピーに使用する菌には、タブレット錠、液体、カプセル、ヨーグルトなどさまざまな摂取方法（プロバイオティクス）があります。また、数種類の商品から自覚症状に合わせて選ぶことが可能ですが、専門の医師、歯科医師、薬剤師に相談して決めることをお勧めします。

②体内での善玉菌の育成

善玉菌は、ストレスや乱れた生活習慣、特に乱れた食習慣の元では育ちにくくなります。精製糖質（砂糖、小麦）、人工甘味料、牛乳、トランス脂肪酸、電子レンジで加熱調理したものなどは避けて、善玉菌が好むエサを含む食材を毎日の食事で摂ることがポイントです。漬物やキムチ、納豆などの発酵食品、わかめなどの海藻類、ナメコなどのきのこの味噌汁、もずくやひじきの煮物、きんぴらごぼうなどの根菜類などを積極的に摂るように心がけることです。

特に、水溶性食物繊維の中でも発酵性の高いペクチンやオリゴ糖という糖質を含む食品を選ぶとよいでしょう。**善玉菌のエサとなる食物繊維や善玉菌そのものを含む発酵食品は、日々の食事に継続して取り入れることがもっとも大切です。**

そのため生活習慣、特に食習慣の改善がとても重要になってきます。定期的にロイテリ菌のような乳酸菌やビフィズス菌、酪酸菌などの有用菌を補給して善玉菌を育てることが必要です。

③ 菌質の改善

免疫力を高めるには、善玉菌による菌質改善で体質を改善することが重要です。個々の腸内細菌は、代々母親から受け継いでいるものなので、自分にあった腸内善玉菌を増やすには、可能であれば母の手料理を母のいる実家で食べることが理想です。生まれ育った地域の菌が自分が本来持っている善玉菌だからです。

5 腸内環境を整え免疫力を高めるためのサプリメント

長年の悪い食生活を急に変えようとすると、無理がきてしまい、すぐ元に戻ってしまうことがあります。

そのために少しずつ食生活を改善しながら栄養素を効率よく体に届け、健康に近づけるためにサプリメントを一時的に摂るのも一案です。

ただサプリメントだけに頼るのではなく、食事内容を変えるための手助けとしてサプリメントを奨励しているだけです。**サプリメントに頼りすぎると、長期的には栄養摂取のバランスが崩れるからです。**状況によりサプリメントを短期間で効果的に使って、腸内環境を整えるのが正しい使い方です。

ビフィズス菌や乳酸菌など人の腸に存在する善玉菌（有用菌）そのものを摂取することで、腸内細菌の相互作用により腸内を善玉菌が住みやすい環境に改善したり、直接善玉菌を増やす効果があります。

同様に、食物繊維やオリゴ糖などの有用菌の〝エサ〟となるものを摂取することで腸の中の有用菌を元気にして育てる働きがあります。

腸内細菌は、親からもらった細菌なので、サプリメントで摂った菌と一致することはあり得ません。ただし自分のもつ善玉菌のエサになることで、善玉菌を増やしてくれるのでとても効果的に免疫力を回復することができます。

サプリメントは、ただ闇雲に摂るのではなく、足りない栄養素を補い、腸内環境を正常な形にするために活用してください。ただし、サプリメントの効果は、6ヶ月以上経たないとわからないので、1年程度の継続が大事です。

●サプリメントを選ぶときの10の注意点

一口にサプリメントといっても高価なものから安価なものまでピンキリです。健康になりたいという気持ちを逆手にとった宣伝文句やイメージ先行のコマーシャルにほんろうされて、あまり効果のない商品を高額な値段で買わされてしまっているのも事実です。

せっかくお金を払って、体に有害なサプリメントを選ぶなんて本末転倒なお話です。ここでは、費用相当の効果が期待でき、安心して服用できるサプリメントの正しい選び方10のポイントについてお話しします。

①信頼できる会社のサプリメントを選ぶ

コンビニエンスストア、通販会社、アマゾンなどで安価に買えるサプリメントは何が入っているか不明なので避けたほうがいいです。栄養療法やサプリメントにくわしい医師、歯科医師、薬剤師に相談するのが理想的です。

②サプリメントでアレルギーになることがあるので注意

乳糖（ラクトース）を使っているものがあるので乳糖不耐性（※）の方はアレルギーの原因になることがあります。また、遅れて出る（遅延型）アレルギーがあるので、なかなか症状が改善しないときは、一旦そのサプリを中止（最低6ヶ月程度）してみることも必要です。

※小腸で産生されるラクターゼ（酵素）が不足することで乳糖が分解されないこと

③中国製のサプリメントは買わない（虚偽表示のサプリメントに注意）

アミノ酸サプリの原料に中国人の髪の毛を溶かして使っているものがあったようです。人の髪の毛には、体内から溶け出た水銀やヒ素などの有害重金属が含まれている可能性があるので健康面での注意が必要です。

④パッケージ表示を確認して天然成分の多いものを選択する

安いサプリメントには有効成分以上の有害添加物（たとえば防腐剤として使われるパラオキシ安息香酸エステル（パラベン）、牛乳由来の乳糖、ショ糖脂肪酸エステル、着色料（カラメル色素など）、人工甘味料（アスパルテームなど）が含まれている場合があるので成分を確認して選ぶことが肝心です。

⑤輸入サプリメントは、信頼性のあるサプリメント会社のものを選択する

海外のサプリメントは、栄養素の過剰摂取になる場合があることや設計に問題があったり、添加物が多いものがたくさんあります。日本人には日本人に適したサプリメントの設計があるので、海外サプリメントの栄養療法にくわしい医師、歯科医師、薬剤師に相談して、日本人の体に合わないものを選ばないように注意しましょう。

⑥肝臓の悪い人は「ウコン」を飲んではいけない

ウコンには「クルクミン」という細胞の酸化（がんの発症）を抑制する抗酸化物質が含まれていて、肝臓の炎症を抑える働きのある物質が含まれていると同時に鉄分が多く含まれています。この鉄分が肝障害を悪化させることが多いのです。肝臓の状態を治すつもりがかえって逆の効果をもたらすことがあるので多用は避けたほうがよいです。

⑦ヒアルロン酸サプリメントは体に吸収されないばかりか、飲んでも膝に届かない

すべてのタンパク質は、胃でアミノ酸に分解され、はじめて小腸から吸収されます。ヒアルロン酸は糖タンパク質なので、消化管でアミノ酸とブドウ糖に分解されるため、ヒアルロン酸のまま吸収されることはありません。ご飯とお肉を食べるのとなんら変わりありません。高価なサプリメントを購入しなくてもしっかりとした食生活をしていれば、十分補うことは可能です。また、膝に集中して効かせたい場合は、塗り込むタイプのもののほうが効果的です。経皮吸収（皮膚を通して吸収すること）ができれば外から塗り込むタイプのほうがまだ効きめがあります。

⑧サプリメントは、無害ではない

カルシウムサプリメントを単独で飲むと心臓疾患のリスクが高まるので注意。女性がイソフラボンを飲むときは乳がんに注意。コエンザイムQ10は、足りない人が飲む場合は効

果を実感できますが、足りてる人が飲んでも何の意味もありません。

⑨ビタミンC、ビタミンDサプリメントで免疫力強化

ビタミンCは、白血球やリンパ球に多く含まれているので免疫力強化につながりますし、ビタミンDは免疫機能を調整する働きがあります。

⑩第一選択のサプリメントは、マルチビタミン&ミネラル

現代は、食品（野菜、果物など）から摂れるビタミン&ミネラルはかなり減少しているうえに、加工食品など添加物の多い食品により、ビタミンやミネラルが足りていない新（現代）型栄養失調が問題になっています。足りない栄養素を補うために多くのサプリメントを組み合わせて飲むより、少ない量のサプリメントを摂るほうが効果的です。飲む量を減少させ、添加物を少なくでき、購入代金を節約できるのがマルチビタミン&ミネラルサプリメントです。ただし、世の中には多くの粗悪品が流通しているのも事実です。栄養療法に精通している医師、歯科医師、薬剤師の推薦するものを選ぶことがとても大切です。

6 歯周病菌とおさらばするブラッシング方法

極端なことをいうと、精製食品を避けて、野菜中心の食事を取ることで雑な歯みがきでも歯周病を防ぐことができます。

ただし、現代の食生活から精製食品を排除することは、困難を極めます。その食環境から、現代人に歯みがきは必要です。では、どのような歯みがきがよいのでしょうか？

歯周病の原因は、口の中の歯周病菌です。この歯周病菌のエサは精製された炭水化物（糖分）です。このエサが口の中のカンジダのエサにもなると同時に、胃を通過して腸から吸収されてわずかに酸性に傾いた血液になります。その血液からつくられたダ液によって口の中もまたわずかに酸性に傾きます。酸性に傾いた口の中はネバネバした状態になり、歯にそのエサを求めて歯周病菌がどんどん集まります。こうしてできたものがデンタルプラーク（歯垢《しこう》）です。デンタルプラークは歯周病菌の塊なのです。

歯につきたてのデンタルプラークは歯ブラシで除去することができます。ところがいい加減な歯ブラシをしてなおかつ、リンの多い加工食品を食べる人は、血中のカルシウムやリンがダ液に流れ込みデンタルプラークがカルシウムやリンを取り込んで歯石になります。一度ついた歯石はブラッシングでは取り除くことができません。
反対に食事から精製された炭水化物を取り除くことで、ダ液がサラサラになるのでデンタルプラークはつきにくくなります。しかし、毎日の食生活から完全に精製炭水化物を除くのは至難の業。そこで多少の精製炭水化物は摂る食生活を送る人に効果的なブラッシング方法をご紹介します。

ブラッシング方法の基本は、後述するスクラビング法です。補助用品には、歯みがき剤、歯間ブラシ、デンタルフロス、洗口剤などがあります。

●スクラビング法

一般的な歯ブラシを、鉛筆を持つ持ち方で持ちます。手の甲に歯ブラシの毛先をあてて、手の甲が白くなり歯ブラシを取るとすぐに元に戻るくらいの圧力（200～250gの圧）でみがきます。みがく順番を決めて、順番通りにみがくことで、みがき残しを防ぎ

■図17：歯ブラシの持ち方と歯ブラシの方法

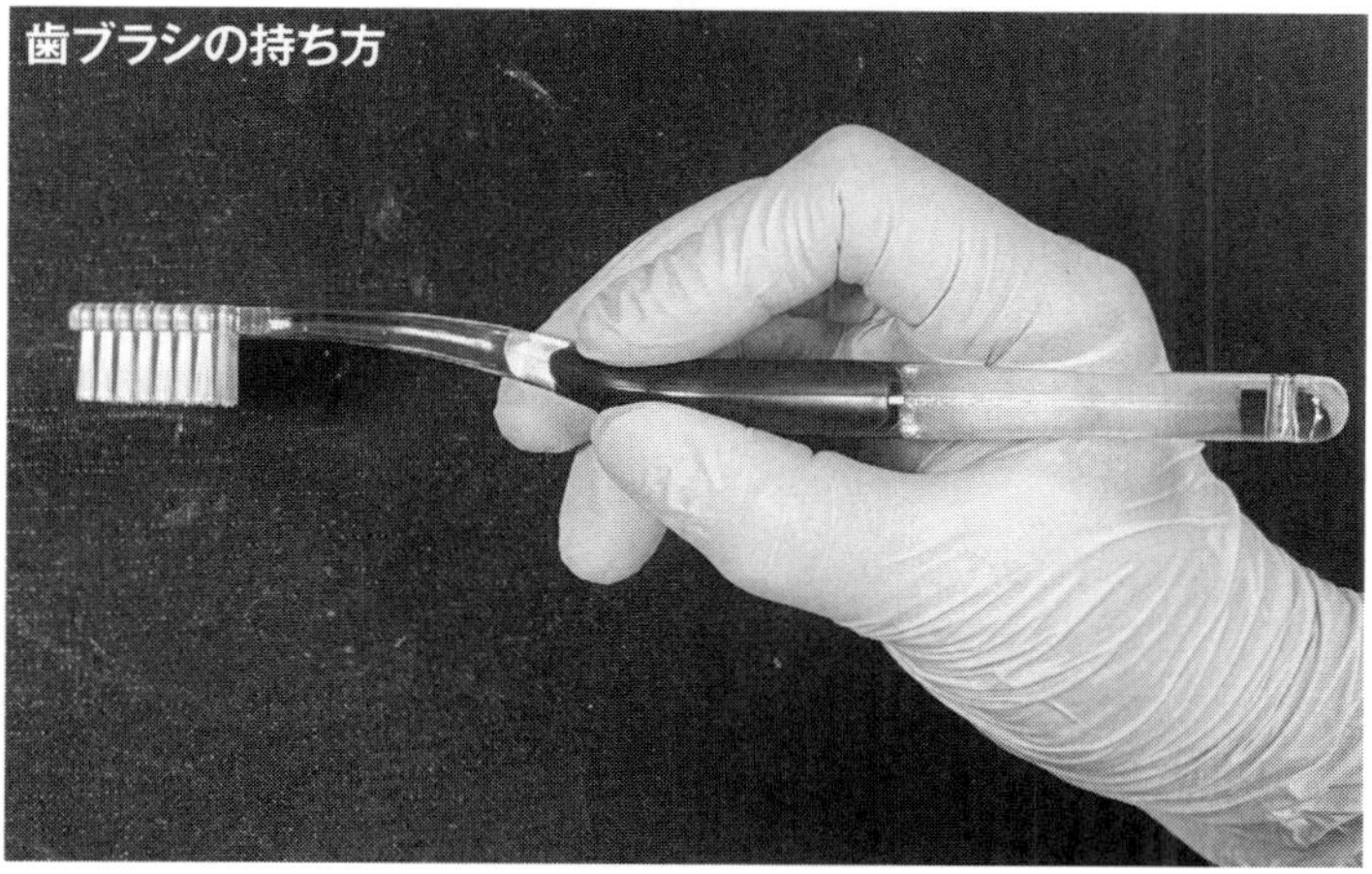

スクラビング法

外（頬）側は歯ブラシの毛先を歯に直角にあて、軽い力で小きざみに動かします。
歯の内（舌）側は45°にあてます

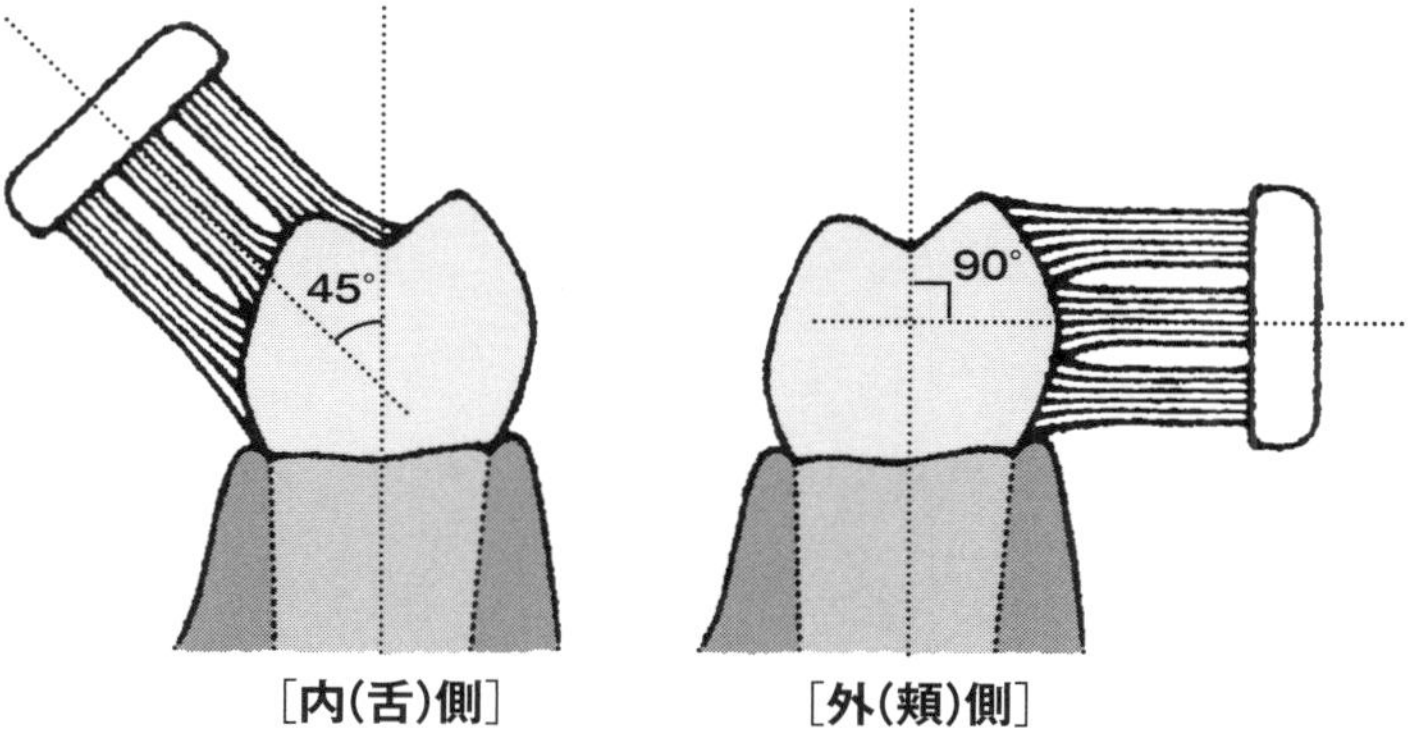

ます。
歯ブラシを歯の外（頬）側に90°（直角）にあてて、歯ブラシの毛先がわずかに動く程度（1～3㎜位）の振動をくわえて30回みがきます。外（頬）側をみがき終えたら、次に歯の内（舌）側をみがきます。歯の内（舌）側は、噛み合せの面と舌の面に45°の角度で歯ブラシをあてて、1㎜位の細かい振動を30回あたえてみがきます。

このみがき方のポイントを説明しましょう。

歯ブラシの毛先がわずかに歯肉（歯周ポケット）にあたるような感じで注意深く振動させます。力が強すぎると、歯肉から出血したり、ヒリヒリ痛くなったり、ひどい場合は潰《かい》瘍《よう》をつくったりします。長年強い圧でみがいていると歯ブラシの刺激で歯肉が下がって歯の根が露出することがあるので注意が必要です。そうなると歯がしみてきたり、歯の根が虫歯になったりします。

逆に力が弱すぎる場合は、汚れが落ちませんので、十分気をつけてみがくことが大切です。

■図18：歯磨きの順番

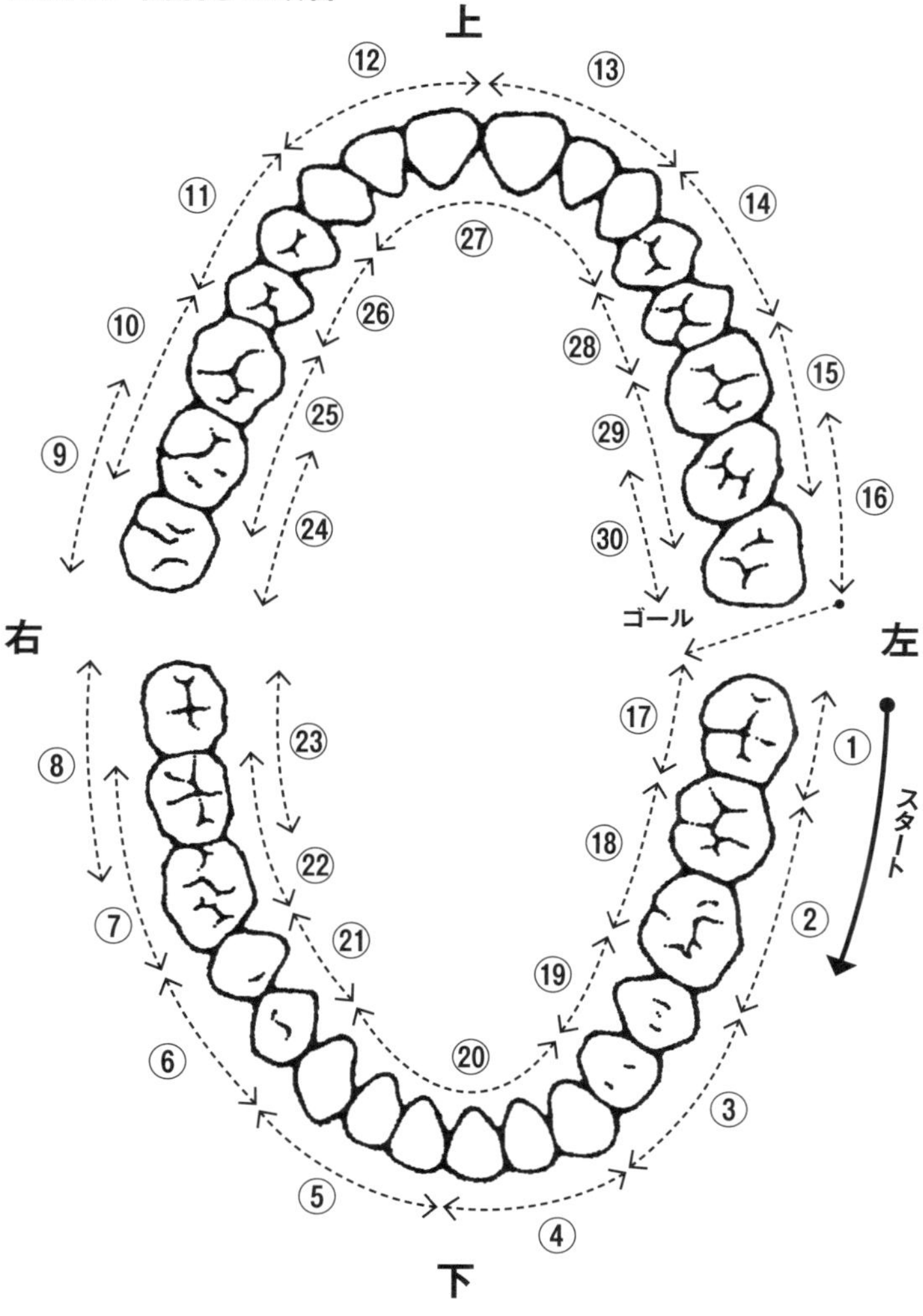

●歯ブラシ選びの基準

歯ブラシの毛はナイロン製で、目視で毛の高さは1.2〜1.4㎝、幅1㎝、長さ2〜3㎝で硬さは普通、毛足はストレート型、毛束は3〜4列で適度な間隔があるものが理想的です。また、歯ブラシの毛が開いたものは、歯垢を落とす能力が極端に減少しますので、すぐに取り替えることをお勧めします。

●歯周病予防のために、歯みがき剤の薬用成分を参考にして選ぶ

歯みがき剤は大きく分けて、ペーストタイプとジェルタイプの2種類がありますが、歯周病予防で使用するなら、ジェルタイプがお勧めです。ペーストタイプは、泡立ちが多く爽快感が得やすいので、逆にみがき残しができる可能性があるからです。それに比べ、ジェルタイプは泡立ちが少ないので時間をかけてしっかりみがけるため、丁寧なブラッシングがのぞめます。口の中が泡でいっぱいになったら、随時吐き出すことが大事です。

■図19：歯ブラシの基準

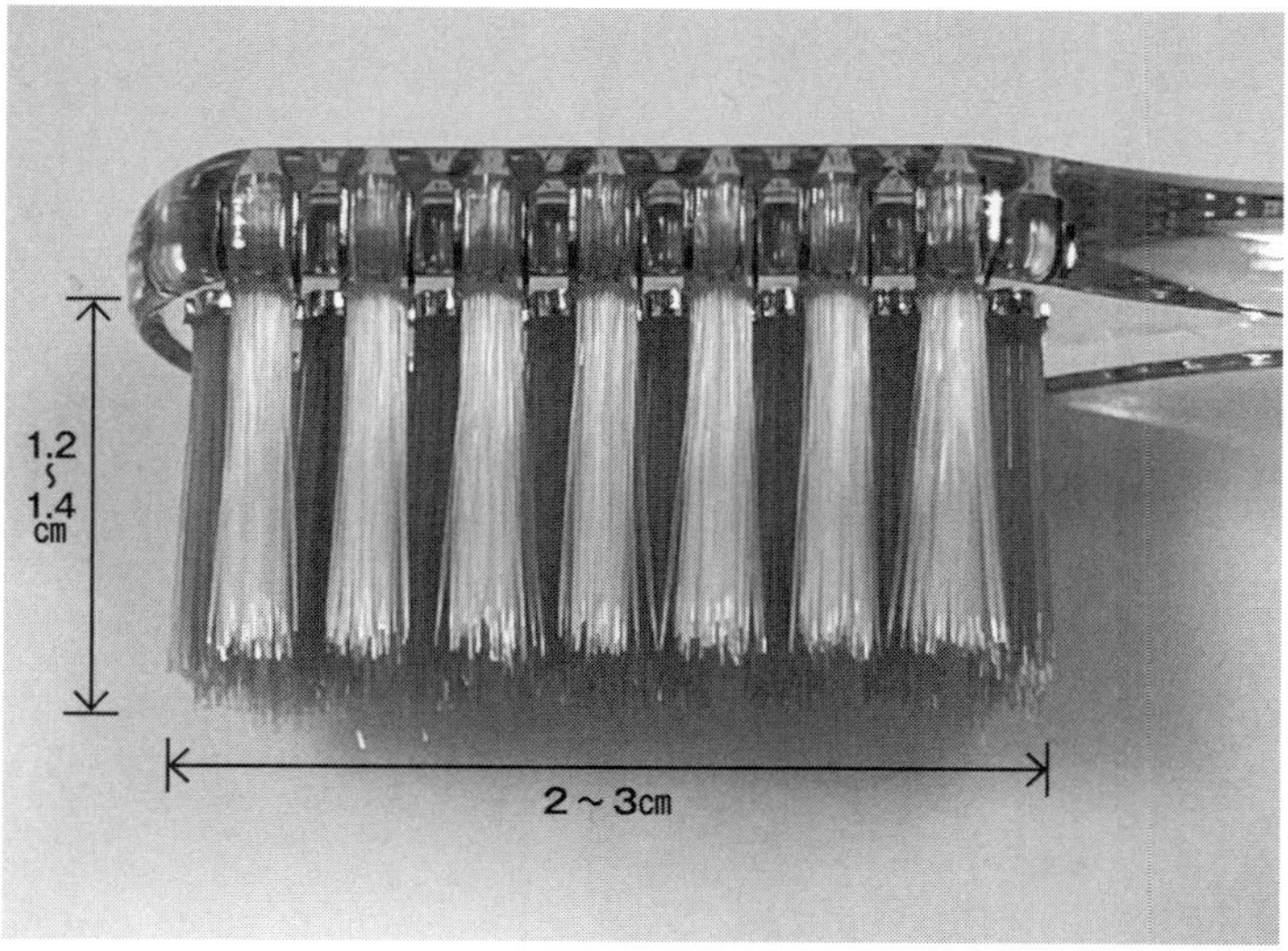

注意点として、みがいているときは、飲み込まないようにしてください。みがき終わったら、十分にゆすいでください。薬効成分が留まるからうがいは最小限にしてくださいと指導する歯科医がいますが、薬効成分は有用な細菌も殺します。

薬効成分が口の中に長く滞在することで、口内フローラが乱れるだけでなく、薬効成分をダ液と一緒に飲んでしまうことで、腸内フローラが乱れ、腸内環境の悪化を招き、免疫力が低下してしまいます。

●歯みがき剤などに入る歯周病予防に有効な成分

1. 殺菌成分＝イソプロピルメチルフェノール（ＩＰＭＰ）、塩化セチルピリジニウム（ＣＰＣ）、塩化ベンゼトニウム、トリクロサン、ラウロイルサルコシン塩（ＬＳＳ）などが含まれるもの
2. 抗炎症成分（腫れを抑える成分）＝トラネキサム酸、β《ベータ》、グリチルレチン酸、イプシロン—アミノカプロン酸などが含まれるもの
3. 血流改善成分＝トコフェロール酢酸エステル（ビタミンＥ）などが含まれるもの

4. 歯肉をひきしめる成分＝塩化ナトリウムなど・口臭予防（吸着）成分ゼオライトなどが含まれるもの

フッ化物（フッ素）含有の歯みがき剤は、使わないほうがいいです。フッ素は脳（特に松果体）に蓄積し脳を石灰化させるので脳神経に悪影響を及ぼし認知症、多動性障害、睡眠障害、老化促進などの原因とされています。このことはハーバード大学の研究でも実証されています。また、フッ素は甲状腺への悪影響も指摘されています。フッ素入りの歯みがき剤を毎日使うことで、歯みがき中にフッ素をダ液と一緒に飲み込むことになります。

特に小さなお子さんは大量に飲み込みがちです。たとえ歯みがき剤のフッ素は低濃度だとしても、長い時間をかけて蓄積するので将来はいろいろな障害が出る可能性があります。

●歯間ブラシ

歯と歯の間を歯間といいます。歯周病になると歯間に隙間ができて歯ブラシでは取りきれないほどのプラークがたまります。歯間ブラシは、虫歯や歯周病などの原因となるデンタルプラーク（歯垢）を効果的に除去する専用清掃用具のひとつです。歯と歯のすき間がせまいときにはデンタルフロスが、広いときは歯間ブラシがお勧めです。

歯間ブラシを選ぶときは、歯と歯の間の隙間よりも若干小さめのサイズを選ぶようにします。

歯間に入らない場合は、無理に挿入しようとしないでサイズを小さく落として、試してみてください。

●歯間ブラシの使い方

歯と歯の間のすき間が広いところ、虫歯の治療をしたところ、一番奥の歯の後ろ側、ブリッジの下、歯が抜けたままになっているところなどに歯間ブラシを使うと効果的です。また、歯の外側と内側の両方から使いましょう。そのとき、L字型のものが使いやすいです。

1. 鉛筆を持つように持ち、必ず鏡を見ながら使うようにしてください。

■図20：歯間ブラシ

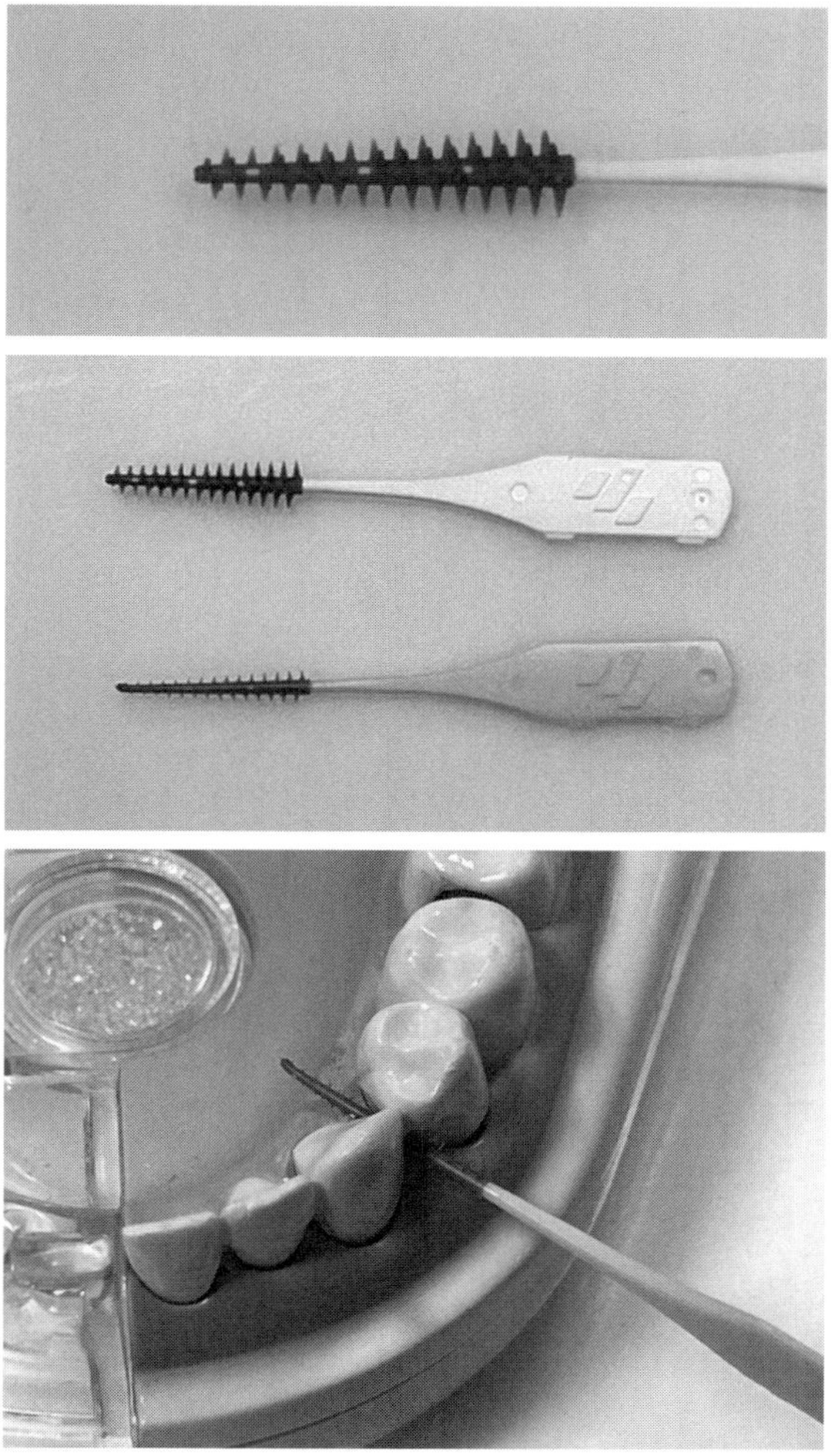

2. 歯肉を傷つけないように、ゆっくりと歯の噛み合わせの方向に挿入して、歯面に沿わせて前後に2～3回動かして清掃します。先端を歯肉方向に向けると歯肉を傷つけるだけでなく、歯周病菌のついた歯間ブラシで歯肉を突き刺すことになるので、歯肉が腫れる原因になります。

3. 使用後は流水ですすぎ風通しのよい所で保管しましょう。

4. 歯間ブラシの毛が乱れたり、短くなったら取り替えましょう。

5. 歯間ブラシは、歯ブラシの毛先が届きにくい部分のデンタルプラーク（歯垢）を除去するためのものなので、食べカスが歯と歯の間に挟まったときだけに限らず、1日1回は歯みがきのあとに使うようにしましょう。

●死にたくなければデンタルフロス（糸ようじ）

〝Floss or Die〟という言葉を知っていますか？　直訳すると〝フロスか死か〟ですが〝フロスをしますか、しないで死を選びますか〟という意味の言葉です。

歯みがきで除去できるデンタルプラークは全体の60～80％位です。きれいにみがいたつ

■図21：デンタルフロス

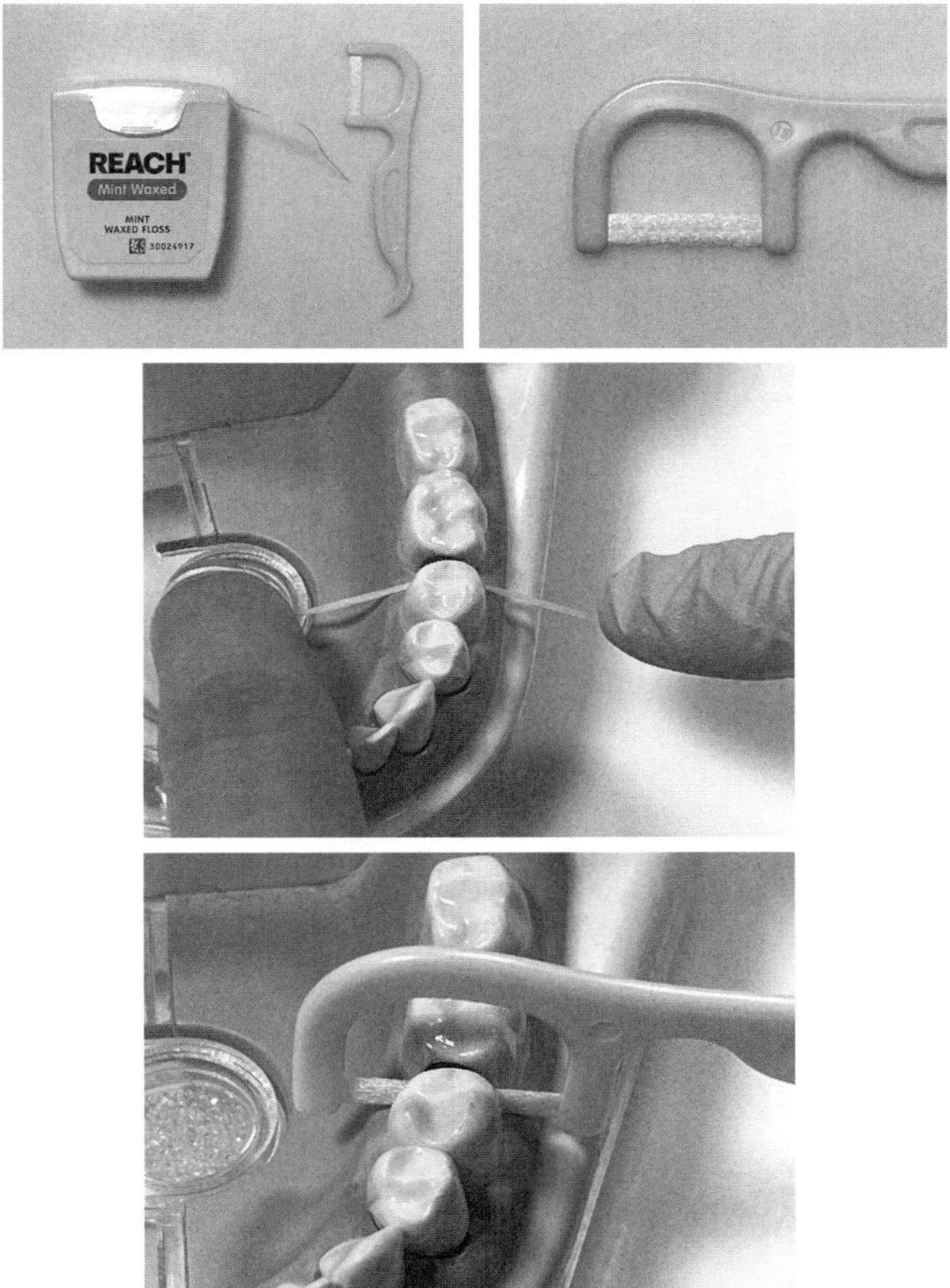

もりでも20～40％は、取り残されていることになります。そこで、取り残されやすい歯と歯の間をみがくために、デンタルフロスを活用します。

デンタルフロスには、指巻きタイプと持ち手（ホルダー）付タイプがあります。噛み合わせの面から歯と歯の間に前後に動かしながら、ゆっくりとやさしく入れます。歯と歯が接している部分を通すときは、きつく感じる場合もありますが、勢いよく入れると歯肉を傷つけてしまうので注意しましょう。

歯肉に少し触れるまで挿入したら、歯の側面それぞれに沿わせて上下左右に動かし、歯垢や食べカスを取り除きます。歯と歯の間から抜き出すときも、ゆっくりと前後に動かしながら抜いてください。歯の裏側などの取り切れなかった食べカスは、かき出すようにします。

7 がんと縁切り、低体温（冷え）の改善（温熱療法）

●低体温（冷え）は、歯科にも関係がある

低体温と歯周病は関係ないように思われていますが、実は密接な関係があります。

低体温だと、免疫力が低下するため歯周病リスクが高くなるのです。まさに歯周病は免疫力低下によって病気になる前の危険信号の役目ですね。

悪い食習慣や歯周病感染によって腸内環境が悪化すると、リーキーガットを誘発し、腸が有害物質を吸収して血管に直接入り込むので、血液が汚れます。血液が汚れると、十分な栄養や新鮮な血液を体中の細胞に運べなくなるので、より新陳代謝が低下し、体温を下げます。その低体温自体が免疫力を落とします。くり返し述べているように、汚れた血液が歯肉や各臓器に悪影響をあたえるとともに、免疫力を低下させるので、歯周病菌が活性化して、歯周病が悪化するだけでなく、全身病の悪化やがんを加速させます。

低体温は腸内環境、免疫力と密接に関係し、歯周病やさらに全身病やがんとも密接な関係があるのです。

●低体温（冷え）とは

低体温とは、体温が36・2℃以下の状態をいい、体温が低下すればするほど、免疫力も低下し、35℃台は、もっともがんにかかりやすい温度だといわれています。体温が36・

5℃より低下すると体の機能が低下します。そして、35・5℃以下になると代謝機能、排泄機能が低下し、自律神経のバランスが乱れ、自律神経失調症を発症し、アレルギー症状が悪化します。逆に体温が1℃上昇すると免疫力は最大5～6倍、30～40％上がるといわれています。

現代の日本人の体温は、50年前と比べて平均0.7度ほど低いといわれています。低体温を防止するには、体で熱をつくる必要があります。その熱をつくるのは、運動と食事です。「低体温」の原因は、明らかに筋肉量の低下と精製食品（砂糖、小麦、牛乳）を中心とした食事内容です。

●筋肉量の低下による低体温

一般に低体温の原因の9割は筋肉量の低下と考えられます。現代人のライフスタイルは明らかに運動不足を招いています。これが低体温のもっとも大きな原因です。多くの人（特に地方に住んでいる）は近くのコンビニエンスストアにいくときも車を使います。家の中では、寝そべった生活が中心であると聞いています。

このような生活習慣では、確実に運動量が低下して筋肉が減少します。筋肉は人体最大の熱産生器官ですから、筋肉が少なくなると体温が下がり、基礎代謝（動かなくても体内でエネルギーを消費すること）も落ちます。

筋肉量の減少以外では、運動不足にくわえて、エアコン生活によって汗をかきにくい環境であることも低体温の原因と考えられています。

脳の体温調節する部分を刺激する機会が失われると、体温を調整するための汗が出にくくなり低体温になります。

また、ストレスも低体温の原因です。ストレスが強ければ強いほど、ストレスを緩和するために筋肉を分解するホルモンを分泌するとともに筋肉を細くし低体温を招きます。ストレス解消には、軽い運動が効果的であることも証明されています。運動は筋肉量アップにいくつもの効果があるのです。

●低体温の予防法

低体温を防ぎ、筋肉量を増やすために、日常生活で気をつけることは次の通りです。

●正しい姿勢で歩くように心がけ、できるだけエレベーターやエスカレーターを使わず、階段を使うようにしましょう。

●入浴はシャワーだけですまさずに、浴槽になるべく長い時間浸かり汗をかくようにしましょう。その際、現代人が不足しているマグネシウムを補うため、硫酸マグネシウムが成分であるエプソムソルトを湯槽に適量入れて入浴し、マグネシウムを補給すると一石二鳥です。

●有酸素運動を行う

自分で低体温を改善する簡単な運動は、有酸素運動です。その代表的な運動は、ウォーキングです。週に2、3回でも効果がありますから、定期的に続けてみましょう。

正しい姿勢で踵《かかと》着地をしないように意識しながら歩くと効果的です。下半身は血行が悪くなりやすく冷えやすいので、歩いているときも心持ち早足がよいでしょう。

●ウォーキングでの注意事項

日中の暑い時間帯や空腹時、満腹時、アルコールを飲んだあとのウォーキングは、やめましょう。

夜のウォーキングは、交感神経が高まり、不眠の原因になるので就寝前2～3時間前までには終えるようにしてください。

ウォーキングは手軽にはじめられるというメリットがありますが、天候や気温に左右されやすいという欠点があります。冬の期間は、歩きたいのに歩けないこともあります。そんなことが続くと、モチベーションが下がってしまい、習慣化が困難になることもあります。そんなときは、室内でできる器具を使った運動もひとつの方法です。

●筋力をつけるために無酸素運動も取り入れる

筋肉は熱を発生させるので、体温を上げるには、筋力トレーニングも有効です。筋肉をつける運動は無酸素運動です。

筋肉をつけると聞くと、激しいトレーニングを想像しがちですが、そうではなく、気軽に筋力をつける、「スロトレ」（スロートレーニング）という方法があります。

●スロートレーニング

雨の日が続いたり、雪の降る地方では気軽に外でトレーニングをすることが困難な場合があります。そんなときでも、手軽でより簡単に室内でできる筋力トレーニングを紹介します。筋肉を緊張させた状態を維持し、筋力アップを図るスロートレーニング法です。

スロトレでは、ひとつひとつの動作をゆっくり行います。たとえば、スクワットを10秒かけて行います。

そのとき、呼吸にも意識し、しゃがみ込むとき、息を吐き、立ち上がるとき、吸います。この動作を5〜10回くり返しましょう。

スロトレを行ったあとは、鍛えている部分に筋肉痛が起こりますが、この筋肉痛が治まる頃にまた同じトレーニングをくり返すことで、さらに筋力がアップします。

また、ヨガに呼吸法があるのは、リラックス効果により自律神経を整え、低体温を防ぐためです。このように、しっかりとした呼吸法で行うことが大切です。

酸素を取り込み体の持久力を上げる有酸素運動と、筋力をしっかりつけられる無酸素運動を組み合わせることで、体温が上がりやすく、体温を保ちやすい体をつくることができます。これらの運動をぜひ日常的な習慣にして、冷え知らずの体をつくりましょう。

●HSP入浴法

低体温を予防したり改善する方法としては、サウナや温泉などを利用する方法、あるいは温熱療法器具がある施設に通う方法があります。ただし、これらの方法は時間とお金がかかるのが欠点です。

筆者の推奨するHSP入浴法は、自宅に居ながら好きな時間に好きなだけできて、腸内環境を整えるだけでなく、弱った細胞を活性化させてくれるヒートショックプロテイン（HSP）を増加させてくれる優れた方法なのです。HSP入浴法の概要は次の通りです。

＊HSP入浴法は、ヒートショックプロテイン（HSP）を増加させるために医学博士の伊藤要子先生らが実験研究に基づいて確立した入浴法です。

（一般社団法人ＨＳＰプロジェクト研究所サイト［youko-itoh-hsp.com/hspとは/hsp入浴法］より引用）

1. バスタオルと着替えは、すぐ手の届くところに置く

2. 浴槽のふたを開けたり、床や壁にシャワーをかけ浴室内を温める

3. 手、足、体（心臓に遠いところから）に、かけ湯をし、浴槽には、足から手、体の順にゆっくりと浸かる

4. 湯に浸かりながら体温計で舌下の体温を計る。38℃まで上がるのが理想。

※お湯の温度目安／42℃→入浴10分、41℃→15分、40℃→20分

※血行促進作用のある入浴剤を使用の場合は、40℃→15分

5. 入浴後は「10分〜15分」保温する

※ＨＳＰ入浴法で一番大切なところが、最後の保温時間

体温を37℃以上に保つことで、体内のＨＳＰが増えるので、体の水分はしっかりふき取り、体が冷えないよう衣類を身に着け、冬は暖かい部屋で、夏は冷房をかけずに最低10分間、体を保温する

水分補給には、冷たい飲み物を避け、常温、もしくは温かい飲み物で補う。冷たい飲み物

は保温後に飲む

●HSP入浴法の注意事項

1）温度差対策

●浴室内を温めておく→入浴前にお風呂のふたを取り、浴室を温める
●浴室の床に湯をかけて温める
●すぐに湯船に入らず、手、足、体（心臓に遠いところから）に、かけ湯をする
●湯船から出るときは、体についた水分をしっかり拭き取る（下着まで着て浴室から出てもよい）。拭き取らないと体についた水分が蒸発するのに必要な気化熱が体から奪われるので、ぞくっと感じたり、冷えを感じたりする
●着替えの部屋を暖めておく

2）家族に「お風呂に入る」と声かけをしてから入浴する。

●一人の場合は、タイマーをセットし、時間がわかるようにする

3）水分補給

●高齢者の場合、体の水分量（赤ちゃん80％、成人60％、老人50％）が少ない。よって、大量の汗をかくと、脱水になる恐れがあるので、必ず水分補給をすること

●高齢者の場合、1回に飲む水分量が少ないので、こまめに水分を補給する

●入浴後は、体温調節のため汗を多くかくが、大量の汗では塩分も失うので、スポーツ飲料・などでもよい

そのほか、次の事項にご注意ください。

●心臓疾患など基礎疾患のある人は、医師に相談してください

●高齢者、体力のない人は、半身浴でもかまいません

●半身浴では、肩を冷やさないように、お風呂のふたを首までつけたり、肩カバーをしたり、時々首までお湯に浸かって肩を冷やさないようにします

●冬は、高齢者に多い入浴事故に注意しましょう

8 自律神経の安定

●自律神経とは

自律神経は、交感神経と副交感神経に分けられ、内臓や血管などを無意識に動かしている神経です。交感神経は、ダ液の分泌を抑えたり、汗をかいたり、血圧を上げるなど、体を緊張させたり興奮させることで、起きているときに体を活動させるための神経です。これに対し、副交感神経はダ液を分泌させたり、胃腸の働きをよくしたり、血圧を下げたりするなど、寝ているときに体をリラックスさせストレスを緩和させる神経です。ストレスを抑制するためには副交感神経の活動が必要です。

ただしリラックスするには、交感神経と副交感神経のバランスが非常に大切です。

●歯科と自律神経のバランスとの関係

自律神経のバランスが乱れると、ストレスの改善ができなくなります。その結果、不眠症に陥り、ストレスを緩和するために歯ぎしり（ブラキシズム）を頻繁に行うようになります。歯ぎしりは寝ている間に、自分の体重の80～100％以上の力を4時間以上継続させるという論文があります。その力は、歯や顎関節に直接作用するので、歯周病を悪化させ、口が開かなくなる顎関節症になりやすいのです。また、ご存じのように過度なストレスは、全身病やがんの原因でもあるのでストレスの緩和法がとても重要です。

2018年に「自律神経のバランスがブラキシズムと睡眠に及ぼす影響」という演題で筆者が発表した論文があります。自律神経のバランスを整えることで、不眠症を改善し顎関節症の予防法を考察したものです。

この研究は簡易睡眠計を使用して7日間×各条件ごとに、自律神経の状態と睡眠の状況を測定しました。

胃腸ケアをして睡眠ホルモン（メラトニン）を生成する食事・運動指導で、自律神経のバランスが整いノンレム睡眠（脳や交感神経、身体が休息している状態の眠り）の時間が増加し、顎を保護するスプリント（マウスピース）を装着することで顎関節の保護ができたというものです。

ここからわかるのは、**自律神経の安定には、胃腸ケアが欠かせないということです。**

脳内ホルモンの中でも幸せホルモン（セロトニン）と睡眠ホルモンは、睡眠に深く関与するのですが、睡眠導入に関与する必須アミノ酸のひとつ（トリプトファン）は、食事から摂取するしかありません。おもに食品のタンパク質に含まれ、体内に入って脳に運ばれたあと、脳内で幸せホルモンに変化し、夜になると睡眠ホルモンに変わり、眠りをサポートします。

この2つの脳内ホルモンを分泌させるための必須アミノ酸を含む食品は、肉類（牛肉、牛レバー、豚肉など）、魚介類（カツオ、マグロなど）、豆類（ごま、納豆など）、野菜（ほうれん草、大根など）、果物（バナナ、イチゴなど）です。

また、運動することでも2つの脳内ホルモンが生成されるので、朝日を浴びてのウォーキングやジョギングが効果的です。1日のリズムを適正に保つための生活を心がけることで、十分に生成されることになります。この2つの脳内ホルモンの働きは精神を安定させ、間接的に夜の安眠にも関係してきます。このホルモンが分泌されると人は眠くなり、自然な眠りがもたらされるのです。

しかし、腸内環境が悪化すると脳内ホルモンの生成に影響をあたえるので、睡眠の質が悪くなったり不眠症になったりします。

それに対し、良好な腸内環境では、充分な脳内ホルモンが生成され、眠りの質がよくなります。眠りの質が向上すると、ストレスが緩和され自律神経のバランスが取れるようになります。自律神経を整え、ストレスを緩和するためには運動にくわえ、正しい食生活による胃腸ケアが大切なのです。

9 短命と直結している喫煙をやめる
――歯を失わないための禁煙――

喫煙は、全身の血管を収縮させるので血液のめぐりを悪くするとともに、ネバネバした有害物質が歯につくので歯周病菌が増殖しやすくなります。そのため歯周病を悪化させるとともに、がんをはじめとした生活習慣病のリスクを増大させます。また、気管支がん、肺がん（扁平上皮癌《へんぺいじょうひがん》）などの呼吸器だけでなく、舌がん、咽頭がん、食道がん、胃がん、大腸がんなどの消化器がんの原因でもあります。さらに、心疾患や脳卒中など動脈硬化などの危険性も高めます。

歯周病にかかるリスクは禁煙者の5倍、肺がんは7倍、咽頭がんは33倍、心筋梗塞は3

倍に跳ね上がります。歯の寿命が10年、寿命も10年短くなるという報告もあります。

また、女性は妊娠しにくくなり、早産や死産の原因にもなる可能性があります。しかも生まれてきた子どもには、アトピー性皮膚炎、喘息などの疾患が多くみられ、喫煙との因果関係が証明されています。

子どもの喫煙は、低年齢化すればするほど健康への影響が大きく、がんなどのほか、呼吸器や循環器のトラブルなど日常的な急性の健康被害も顕著化するとされています。

健康なときは、健康のありがたさをつい忘れがちです。健康なときこそ、健康について真剣に考え、健康を維持するためには、何が必要で何が必要でないかをしっかりと考え行動することが大切です。私たちの生活であたり前に普及したものでも、不要なものはそこら中にあふれています。「あたり前」になってしまっている毎日の習慣から、一歩踏み出して抜け出してみませんか。一見難しいことのように感じられるかもしれませんが、ものの見方、考え方を変えることで、意外と簡単に改めることができます。

調理も、食器洗いも、めんどうくさいと思っていたらなかなかはじめられなくても、はじめたら楽しくなるのと同じように、習慣も案外楽しく改善できるかもしれません。

第6章

知らないと歯を失うだけではすまない、保険治療の落とし穴

――誰も教えてくれない保険適応歯周病治療と保険適応歯科金属のタブー――

●保険制度の欠点

私たちが加入している国民皆保険制度の制定は、昭和23年（1948年）までさかのぼります。昭和23年というと終戦後3年しか経っていません。

歯科の場合、終戦後まもなくできた制度が、亡霊のようにマイナー改定だけでいまだに継続されているところが問題です。最新医療が保険治療に反映されるには数十年の期間が必要になっているのです。歯科関連企業のコネクションや企業献金などによって即導入される場合もありますが、一般的には多数の論文が発表されてから中央社会保険医療協議会で認証されてようやく保険導入されます。

ただし、敗戦した日本の場合、アメリカの学会が権力を維持しているので、日本人が証明した論文が反映されることはあまりありません。

この本を手に取ってくださった人には真実を知っていただきたい、その想いで真実を書きました。今の保険歯科治療は、戦後まもなくできた古い治療法や金属をいまだにそのまま使っているのです。

●いまだに行われている古い歯周病治療

ご存じの通り、日本における歯周病治療は、歯ブラシ、歯石とり、歯周外科といって歯肉を切っての歯石とりの3つが主流です。この治療法は、対症療法で原因療法ではないのです。そのため3ヶ月もすると歯周病の再発をくり返すどころか前述した通り、保険適応の歯周病治療をすればするほど歯周病は悪化し、全身病やがんへとつながります。

これは、日本赤十字社の献血要綱で歯科治療をした直後の献血は禁止されている（菌血症を起こす）ことでも実証されています。歯周病が菌血症を起こすことは、筆者の研究でも証明されています。

●歯周病と無関係と思われている保険適応歯科用金属

歯周病と保険治療で使用する金属は関係ないように思われていますが、実は密接な関係があります。歯周病になり、歯周病菌などが保険の歯科用金属に反応すると、体にとってもっとも有害な金属に変化していきます。

口の中は、薄い粘膜で覆われているだけでその下には血管が多く存在します。ですから、有害物質が静脈注射なみに血管に入り込みやすいのです。有害金属は、口の中の粘膜を通してすぐに血管内に侵入します。同時に口から飲み込んだり、歯周病で破れた血管を経由して腸に達することで、善玉菌が減少して腸内環境を乱します。その結果、リーキーガットを起こし免疫力を低下させます。

悪化した腸内環境では、前述したようにカビ（カンジダ）が異常増殖していて、体内に溶け出している有害重金属をこのカビ（カンジダ）がため込みます。ため込まれた有害重金属は、体内の多くの酵素が持つ能力を阻害し、細胞の代謝を低下させます。そのうえ酸化を進行させて発がん性を高め、認知機能低下の原因にもなるのです。

保険の銀歯の中には、その有害重金属のひとつである水銀が含まれているものがあります。水銀などの有害金属をため込んでいるカンジダを除菌するために、抗真菌薬を用いると、腸管内に生息していたカンジダは死滅します。ところがその際、カンジダが体内にため込んでいた水銀などの有害重金属を一瞬にして腸管内に放出するため、肝臓や腎臓の解毒機能が追いつかず体内に有害重金属があふれ出して、体にとってとても危険な症状（ダイオフ）を起こすことがあります。

また、保険の金属は、口の中ですぐに溶け出して口の中の粘膜の血管から体内に侵入するので、体は異物が侵入したとして免疫細胞と闘いをはじめます。その闘いでアレルギー物質がつくられ、体の細胞にアレルギー反応を起こします。この一連の行程で体中に炎症が起こります。この炎症が拡大してがんの要因にもなるのです。

●保険適応歯科用金属（歯科用アマルガム、歯科用金銀パラジウム合金）が関係する病気

●皮膚

アトピー性皮膚炎・湿疹・にきび・フケ・じんましん・多汗・シミ・シワ・肌荒れ・目の下のクマ・接触性皮膚炎・掌蹠嚢胞症《しょうせきのうほうしょう》・むくみ

●精神神経症状

頭痛・不安・集中力欠如・うつ・イライラ・情緒不安定・不眠症・もの忘れ・精神疲労症・注意欠陥多動性障害（ＡＤＨＤ）

●目・耳・鼻・のど

アレルギー性鼻炎・再発性副鼻腔炎・慢性鼻づまり・扁桃炎・のどの痛み・めまい・メニエール病・ドライアイ・涙目・再発性耳炎・耳鳴り

●口・顎

顎関節症・舌のざらつき・口内炎・口角炎・歯肉炎

●循環器

不整脈・貧血・高血圧・低血圧・動悸・心筋梗塞・脳梗塞

●呼吸器

喘息・慢性の咳

●消化器

便秘・慢性の下痢・腹部膨満感・ガスがたまる・腸疾患・過敏性腸症候群・逆流性食道

炎・吐気・セリアック病

●泌尿生殖器

不妊症・頻尿・夜尿症・ほてり・膣のかゆみ・おりもの・月経前症候群（生理痛）

●筋肉・骨

肩こり・筋肉痛・筋肉の震え・関節痛・関節炎・リウマチ・神経痛・線維筋痛症・骨粗しょう症・だるさなど

●その他

肥満・糖尿病・がん・慢性疲労・老化・自律神経失調症・不定愁訴など

●保険適応歯科用金属が酸化、糖化、カビを起こすメカニズム

●歯につけた瞬間から溶け出す保険適応歯科用金属

虫歯の治療で削った穴を埋めるために、保険治療では「保険適応歯科用アマルガム（現在では保険適応外）」か「歯科用金銀パラジウム合金」という金属を詰めます。アマルガムは、歯に詰めた瞬間から水銀が蒸気として発散します。アマルガムやパラジウムは溶け出して歯や歯肉が黒ずんだ色になり、体中にばらまかれて酸化、糖化を起こし、さらにそれをエサにしたカビを全身にばらまき、全身病やがんを引き起こします。特にパラジウムは、口の中の粘膜に難治性の炎症性病変である扁平苔癬《へんぺいたいせん》をつくります。この扁平苔癬は扁平上皮がんの前がん病変（がん化する前の病気）といわれています。

●歯科用アマルガム

現在、歯科用アマルガムは、保険適応から外れていますが、戦後何十年にも渡り使用されてきたので、今でも多くの患者さんの口の中に存在します。歯科用アマルガムは、歯に詰めやすく短時間で固まり、体に害がないといわれていました。ところが、とても細胞を

変質させやすい金属なのです。この金属に含まれる水銀が虫歯菌や歯周病菌の出す毒素と反応して、人体に害のある水銀に変わります。この水銀は、圧（噛むなど）をかけたり、摩擦（歯みがき）したり、50℃以上の飲み物を飲むことで簡単に発散するので、口の中の粘膜や肺から吸収され、全身にばらまかれます。そのため、昔入れたアマルガムを除去することで、さまざまな病気の症状が治まった例も数多く存在します。

●安易に除去してはいけない歯科用アマルガム

歯科用アマルガムを除去するには、歯科医院の歯を削る切削ドリルで削り取ります。このとき、高い熱が出るのでその熱で水銀が溶け出し大量に放出されて、急激に全身にたまります。特に脳にたまりやすく、脳障害を起こす可能性があります。削り取るだけで有毒ガスを発するので、患者さんにはのどや粘膜を守るために、金属を除去する歯だけが口の中に出るゴムをかけます（ラバーダム防湿）。呼吸法を教えたうえで、免疫力を強化するために高濃度ビタミンC点滴をしながら行います。歯科医とスタッフは完全防備をしながら細心の注意を払い治療を行う必要があります。この方法は、近年の歯科医師国家試験に出題されるくらい重要なのですが、残念なことにアマルガムが安全であると教育された時代の歯科医師が大多数なので、この方法でアマルガムを除去している歯科医師は、まだまだ極端に少ないのが現状です。

●保険適応金銀パラジウム合金

金属のアレルギー検査で、約半数の人に陽性反応が出ることから、日本以外の国々では、パラジウムが体によくないことが広く認識されています。アレルギーは体内に炎症を起こし、全身病を起こす原因となることからパラジウムを含まない金属を使うことを強く推奨しています。ところが日本では、厚生労働省が決めた保険制度だからと、安全性を疑う人が少ないのが現状です。

●歯科用金銀パラジウム合金が保険適応された理由

戦後の物がない時代（1961年）に歯科用金銀パラジウム合金が保険の詰め物として認められました。当時、安く手に入る金属だったため、体によくないことはわかっていながら、国の経済力に見合った金属としてやむを得ず保険適応となりました。歯科用金銀パラジウム合金は、人体に有害な重金属を含む金属です。虫歯菌、歯周病菌、炎症性物質などによって酸化し、口の中でサビます。このサビは治療後すぐに起こり、長い年月をかけて知らないうちに、体内に取り込まれ、炎症（遅れて現れるアレルギーなど）を起こし、全身に悪影響をあたえます。

筆者も大学卒業時から数年は、厚生労働省が決めたことだから、国民を不健康にする金属を使うわけがないと思い込んでいました。ところが、開業して患者さんを治療すればするほど、原因がわからない病気の患者さんが増えてきました。そこで、口の中の保険適応金属を徹底的に調べた結果、原因がわかりました。

これまで長年苦しんできた症状が、金銀パラジウム合金を除去することでなくなったという人が数多く存在します。

日本は医科と歯科が分かれているため、口の中の病は歯科、全身の病は医科と考えている人が大勢います。30年ほど前までは歯科大学でさえ口の中の病気が全身病やがんに関係しているなんて考えていませんでした。

ところが口の中の炎症である歯科用金属アレルギーや歯周病が菌血症や腸のディスバイ

オーシスを起こすことで、全身病やがんの原因になることがわかってきたのです。さらにその歯周病の原因が、歯周病菌と免疫との闘いによりつくられる炎症性タンパク質の暴走と乱れた食生活であることがわかってきました。筆者は、これまで本書で紹介したように、人の免疫力を低下させる食生活を改善することで、炎症性タンパク質（炎症性マクロファージ）を抗炎症性タンパク質（抗炎症性マクロファージ）に誘導する食事療法を開発しました。

歯周病の陰には全身病やがんが隠れています。歯周病の症状が現れた（がんなどの症状が現れない未病の）段階でそれらが発見でき、医科で適切な治療を受けることができたなら、「救える命を救う」ことができます。

こんな医科と歯科の連携こそがこれから必要なことだと考えています。

この医科・歯科連携を実現することが筆者の夢なのです。

おわりに

「歯科は人の生き死にに関係ないので楽だね」といわれることがあります。想像でものをいう人が多くいるものです。

口は人が生きていくうえでもっとも重要な食べ物を噛み砕き、ダ液（消化酵素、毒消など）と混ぜて胃に送り出す重要な臓器です。食べ物を噛み砕く歯がなければ、人は食べ物を食べることができません。食べないと人は死んでしまいます。人が死なないために歯科があるのです。人の生き死にに直結したのが歯科なのです。

実際にあったエピソードです。ある日、患者さんの奥さんが医院を訪ねてきました。「先生、ありがとうございました」「お陰様で主人は、自分の人生に感謝して人生をまっとうしました」

この日から約2ヶ月前に在宅医療で入れ歯をつくった患者さんでした。実はこの方、咽頭がん末期で食事を飲み込むことができないので、胃ろう（胃に管を入れて直接栄養を流し込む方法）をしていました。胃ろうをしているので入れ歯は必要ありませんが、それでも入れ歯が必要だというので不思議な思いで入れ歯をつくりました。

完成した入れ歯で奥さんがつくった料理を、口の中に入れて噛んでから吐き出して、胃に食べ物を送り込んでいました。今まで仕事が忙しくて奥さんと一緒に食事ができなかったのが、咽頭がんになり時間ができたとのこと。入れ歯をつくってもらうことができたので、奥さんがつくってくれた愛情あふれる料理を毎日一緒に食べられることにとても感謝して亡くなったようです。

でもこれでは遅いのです。

人生に「もし」、「たら」、「れば」はありませんが、もし歯科を受診したときに初期の全身病やがんを予防する指導を受けていたら、「もう手遅れです」にならなくてすんだはずです。本書で再三お伝えしたように、全身病の兆候はまず口に現れるのですから。

このご主人も歯科を受診していた時点でがんの兆候がわかるシステムがあったら咽頭がんステージⅣという悲劇は起こらなかったはずです。すなわち「救える命を救う」ことができたはずです。

筆者は10年前より「健康寿命130歳プロジェクト」を立ち上げ、一人でも多くの人が1日でも長く「口から食事ができて健康で幸せに暮らせる」ように日々活動を行っています。それは「救える命を救う」ためです。この食事療法で、健康になっている人がたくさんいます。エビデンスもあります。数多くの人が口から食事ができて幸せに暮らす。こんなあたり前のことを実現するためにこの食事療法がお役立てできたら嬉しいです。

最後に、この本を世に出していただいたユサブルの松本卓也社長、松本社長とのご縁をいただいた小峰一雄先生に感謝いたします。そして陰で支えてくれた娘愛佳に感謝するとともに最高のメッセージといたします。

2025年1月　石川佳和

巻末付録

歯周病危険度チェックシート

A. 歯周病のチェック方法

□ 朝起きたとき口の中がネバネバする

□ 血（鉄くさい）味がする

□ 歯ぐきがかゆい感じがする

□ 歯ぐきが赤く腫れている

□ 冷たいものがしみる

□ 硬いものを食べると歯ぐきから血が出る

□ 歯をみがくと血が出る

□ 数本の歯が浮いた感じがする

□ 歯ぐきを押すと膿や血が出る

□ 下の前歯の裏がザラザラする

□ 歯と歯の間に物がはさまりやすい

□ 角炎ができやすい（口角がよく切れる）

□「さ」行が発音しにくい

◉判定チェックの数が
0：健康な歯ぐき
1～2：軽度の歯周病
3～4：中等度歯周病
5以上：重度の歯周病

※ここから下が1つでもあると

□ 噛むと歯がグラグラして痛い

□ 歯の根が見えてきた

□ 歯並びが悪くなってきた

▶判定：重度の歯周病

B. 歯周病になりやすい生活習慣

- □ 運動が苦手
- □ 早食い、ながら食いが多い
- □ 野菜を食べない
- □ 近くにお菓子が置いてある
- □ 柔らかい食べ物を好んで食べる
- □ コーヒーをよく飲む
- □ 清涼飲料水やドリンク剤をよく飲む
- □ 猫背である
- □ タバコを吸っている
- □ 歯ブラシが嫌い
- □ 常にスマホをいじっている

▶判定

0：健康

1：歯肉炎の可能性がある

2以上：歯周病

参考文献

【歯周病と全身病】

- 歯周病と生活習慣病：財団法人8020推進団体,2005.
- 歯周病と全身の健康：日本歯周病学会,2016.
- 歯周病と全身疾患：日本臨床歯周病学会監,デンタルダイアモンド社,2017.
- 奥田 克爾 【著】／奥田 たまき 【絵】： 命を狙う口の中のバイキン―健やかな生活のために,一世出版,2001.

【腸粘膜と腸内細菌】

- エムラン・メイヤー、 高橋　洋（訳）：腸と脳―内臓感覚は強し―,紀伊国屋書店,2018.
- 中外製薬サイト
  https://www.chugai-pharm.co.jp/ptn/medicine/karada/karada016.html
- バイオガイアサイト
  https://www.biogaia.jp/reuteri/

【歯周病・歯周統合医療】

- 厚生労働省：遺伝子組み換え食品・添加物に係わる制度について,3.高度精製添加物・食品の取り扱い,2021.
- 沢井製薬サイト
  https://kenko.sawai.co.jp/healthy/200909-02.html
- 片桐 さやか：糖尿病と歯周病との関わり～疫学および介入研究～.日本口腔検査学会誌,8：8-14,2016.
- Salvi GE, Carollo-Bittel B, Lang NP: Effects of diabetes mellitus on periodontal and peri-implant conditions . update on associations and risks. J Clin Periodontol, 35(8 Suppl): 398-409,2008.
- Iwamoto Y, Nishimura F, Nakagawa M, Sugimoto H, Shikata K, Makino H, Fukuda T, Tsuji T, Iwamoto M, Murayama Y : The effect of antimicrobial periodontal treatment on circulating tumor necrosis factor −alpha and glycated hemoglobin level in patients with type 2 diabetes. J Periodontol ,72 : 774-778,2001.
- Page RC, Offenbacher S, Schroeder HE, Seymour GJ, Kornman KS : Advances in the pathogenesis of periodontitis: summary of developments, clinical implications and future directions . Periodontol 2000, 14: 216-248, 1997. 5) Nassar H, Kantarci A, van Dyke TE: Diabetic periodontitis: a model for activated innate immunity and impaired resolution of inflammation. Periodontol 2000, 43: 233- 244, 2007.
- Katagiri S, Nitta H, Nagasawa T, Uchimura I, Izumiyama H, Inagaki K, Kikuchi T, Noguchi T, Kanazawa M, Matsuo A, Chiba H, Nakamura N, Kanamura N, Inoue S, Ishikawa I, Izumi Y: Multi-center intervention study on glycohemoglobin (HbA1c) and serum, high-sensitivity CRP (hs-CRP) after local anti-infectious periodontal treatment in type 2 diabetic patients with periodontal disease. Diabetes Res Clin Pract, 83: 308-315, 2009.

●Munenaga Y: Hiroshima Study Group, Yamashina T, Tanaka J, Nishimura F: Improvement of glycated hemoglobin in Japanese subjects with type 2 diabetes by resolution of periodontal inflammation using adjunct topical antibiotics: results from the Hiroshima Study. Diabetes Res Clin Pract, 100: 53-60, 2013.

●Engebretson SP, Hyman LG, Michalowicz BS, Schoenfeld ER, Gelato MC, Hou W, Seaquist ER, Reddy MS, Lewis CE, Oates TW, Tripathy D, Katancik JA, Orlander PR, Paquette DW, Hanson NQ, Tsai MY: The effect of nonsurgical periodontal therapy on hemoglobin A1c levels in persons with type 2 diabetes and chronic periodontitis: a randomized clinical trial. JAMA, 310: 2523-2532, 2013.

●Adesina Precious Adedayo: Regulation of heat shock proteins in the intestine by dietary fibers（食物繊維による腸管ヒートショックタンパク質発現の調節に関する研究）
https://ir.lib.hiroshima-u.ac.jp/files/public/5/51884/20220118163123739039/k8707_2.pdf（2022年11月30日アクセス）

●森 吉臣：統合医療クリニックにおける深部加温療法-INDIBAハイパーサーミア療法-.統合医療でがんに克つ. 株式会社クリピュア,5(47):20-23,2012.

●Les Dethlefsen ,et al.: The Pervasive Effects of an Antibiotic on the Human Gut Microbiota, as Revealed by Deep 16S rRNA Sequencing. PLoS Biology www.plosbiology.org , 6 : 2383-2400,2008.(ournals.plos.org/plosbiology/article/file?id=10.1371%2Fjournal.pbio.0060280&type=printable&fbclid=IwAR1Os2SiCYLhiTRZYuVx6UXwZfNDLmYw6ysRM2_-fECPIfNTKEMsvWVnag0)

●金子尚文,中山智洋,一川暢宏芽：胞形成性酪酸菌製剤の抗菌剤感受性について.薬学雑誌 , 132(7) : 849-853 ,2012.

●メフメット・イェクタ・オンセルほか：超低出生体重児におけるカンジダの定着と感染に対するラクトバチルス・ロイテリとナイスタチン予防の比較. 母体胎児新生児医学誌, 28(15):1790-4,2015.

●ホンボ・イほか：Lactobacillus reuteri LR1 が離乳豚の成長能力、腸の形態、腸のバリア機能に及ぼす影響. J Anim Sci, 96(6):2342-2351, 2018 .

●Meysam Hasannejad ビバランほか：Lactobacillus plantarum および L. reuteri の分離株は、他の Lactobacillus 分離株よりも優れた抗増殖活性および抗病原性活性を示します. メッド微生物誌,66(10):1416-1420, 2017.

●Page RC : The pathobiology of periodontal diseases may affect systemic diseases Inversion of aparadigm. Ann Periodontol ,3 : 108-120,1998.

●Grossi SG, Skrepcinski FB, DeCaro T, Robertson DC, Ho AW, Dunford RG, Genco RJ: Treatment of periodontal disease in diabetics reduces glycated hemoglobin. J Periodontol, 68: 713-719, 1997.

●特定非営利活動法人日本歯周病学会:歯周病と全身の健康.68-74,医歯薬出版,2016.
2)Kanno T,Matsuki T,et al.:Gastric acid reduction leads to an alteration in lower intestinal microflora.Biochem Biophys Res Commun:381,666 - 670,2009.

●井上泉,加藤順,他:大腸腫瘍リスク上昇に関連するHelicobacter pylori感染の腫瘍部位への影響.日消ガン検診誌,55(6):1053-1060,2017.

●Inoue I,Mukoubayashi C,et al.:Elevated risk of colorectal adenoma with Helicobacter

pylori-related chronic gastritis:a population-based case-control study,Int J Cancer,129:2704 - 2711,2011.
- Inoue I,Kato J,et al.:Elevated risk of recurrent colorectal neoplasia with Helicobacter pylori-associated chronic atrophic gastritis,a follow-up study of patients with endoscopically resected colorectal neoplasia,Mol Clin Oncol,1:75 - 82,2013.
- Inoue I,Kato J,et al.:Helicobacter pylori-related chronic gastritis as a risk factor for colonic neoplasms,World J Gastroenterol,20:1485 - 1492,2014.
- 高橋直紀,多部田康一：歯周病原細菌による消化器ガン発症・進行メカニズム.日歯周誌,63,(3):151-157,2021.
- Bullman S,Pedamallu CS,et al.:Analysis of Fusobacterium persistence and antibiotic response in colorectal cancer. Science,358:1443-1448,2017.
- Ciccotosto GD,McLeish A,et al.:Expression,processing,and secretion of gastrin in patients with colorectal carcinoma.Gastroenterology,109:1142 - 1153,1995.
- Kanno T,Matsuki T,et al.:Gastric acid reduction leads to an alteration in lower intestinal microflora.Biochem Biophys Res Commun,381:666 - 670,2009.
- 石川佳和：自律神経のバランスがブラキシズムと睡眠に及ぼす影響.みちのく歯學誌,49(1・2):62-65,2018年.
- 石川佳和：全身疾患を考慮した新しい歯周病治療─その1　歯周統合医療と糖尿病-.みちのく歯學誌,53(1・2):23-36,2022.
- 石川佳和:全身疾患を考慮した新しい歯周病治療─その2　歯周統合医療と大腸疾患（大腸ポリープ）-.みちのく歯學誌,54(1・2):49-56,2023.
- 高田秀穂,吉岡和彦,他：大腸癌と脂質.脂質栄養学,2(1):5-15,1993.
- M Nagata, K Toyonaga,et al.:Helicobacter pylori metabolites exacerbate gastritis through C-type lectin receptors,Journal of Experimental Medicine, https://www.amed.go.jp/news/release_20200930-01.html?fbclid=IwAR3REj_yV-ljqdlk_XhGQdxJzt1sumbxPDWN_CsHNCWcWEOrHPdw5SoLZLA（2024年1月10日アクセス）
- 米澤英雄,他：口腔内細菌が及ぼすヘリコバクター・ピロリ定着への影響の解析と口腔内マーカーの探索, https://kaken.nii.ac.jp/file/KAKENHI-PROJECT-24593166/24593166seika.pdf?fbclid=IwAR2hUdW2IhS1XfH8BE5OGBqsQMRJvJN3RMdHARpUfTZFJhKCPXrVdOHxGrA（2024年1月10日アクセス）
- 松坂方士：青森県のガン罹患等の状況.弘前大学医学部附属病院臨床試験管理センター・医療情報部, https://www.pref.aomori.lg.jp/soshiki/kenko/ganseikatsu/files/20190830kensyu_03_matsuzaka01.pdf（2024年1月10日アクセス）
- 青森県：全国ガン登録 青森県ガン登録報告書 平成29年集計, https://www.pref.aomori.lg.jp/soshiki/kenko/ganseikatsu/files/06_shiryo6.pdf（2024年1月10日アクセス）
- 船戸クリニック（ブログより）：癌治療・インディバ®温熱療法 https://www.funacli.jp/wp/cancer/cancer04.html（2024年1月10日アクセス）

●森田学：早食いで肥満のリスクが4倍以上に,
https://www.lotte.co.jp/kamukoto/beauty/876?fbclid=IwAR3Mzl-QpR11ZcZasEDiO5QoA1lcHfL3xGGF-98dCAzyjKZ_JzZHtCL5ioU（2024年1月10日アクセス）
●難治性炎症性腸管障害に関する調査研究（鈴木班）：炎症性腸疾患患者さんの食事についてQ&A,
http://www.ibdjapan.org/patient/pdf/06.pdf（2024年1月10日アクセス）
●ロイテリ菌研究所：ロイテリ菌によるピロリ菌の抑制効果を公開しました。15名中9名（60%）は完全にピロリ菌感染症状がなくなった,
https://ohayo-bio-reuteri.com/introduction/（2024年1月10日アクセス）
●ロイテリ菌研究所：ロイテリ菌によるピロリ菌の抑制効果を公開しました。15名中9名（60%）は完全にピロリ菌感染症状がなくなった,
https://ohayo-bio-reuteri.com/introduction/（2024年1月10日アクセス）
●ベンジャミン・スポック：スポック博士の育児書, 暮しの手帖翻訳グループ,1970.
●姫野友美：認知症になりたくなければラーメンをやめなさい,講談社,2020.
●池谷敏郎：体内の「炎症」を抑えると、病気にならない,三笠書房,2017.
●Dr.ウイリアム・デイビス、白澤卓二（訳）:小麦は食べるな! 遺伝子組み換えの恐怖! 高血圧、肥満、糖尿病、心臓・内臓・脳疾患、関節痛、喘息…は、すべて小麦が原因だった!,日本文芸社,2013.
●T・コリン・キャンベル、ハワード・ジェイコブソン、鈴木 晴恵（訳）：The LOW-CARBFRAUD 低炭水化物ダイエットへの警鐘,評言社,2017.
●T.コリン・キャンベル 、ハワード・ジェイコブソン、鈴木晴恵（監修）,丸山清志（訳）：WHOLE がんとあらゆる生活習慣病を予防する最先端栄養学,ユサブル,2020.
●内山葉子：パンと牛乳はいますぐやめなさい,マキノ出版,2017.
●内山葉子：おなかのカビが病気の原因だった「日本人の腸はカビだらけ」,ユサブル,2024.
●落合邦康：人は口から老い口から逝く-認知症も肺炎も口腔から-,日本プランニングセンター,2021.
●ジェイン・プラント：乳がんと牛乳-がん細胞はなぜ消えたのか-,径書房,2008.
●田村忠司：サプリメントの正体,東洋経済新聞社,2013.
●T・コリンキャンベル、トーマス・M・キャンベル：チャイナスタディー,ユサブル,2024.
●真弓定夫：牛乳はもーいらない,美健ガイド社,2012.
●熊沢義雄：慢性炎症を抑えなさい,青春出版,2017.
●照山裕子：歯科医が考案毒出しうがい,アスコム,2017.
●L・ポーリング、E・キャメロン（共著）、村田 晃、木本英治、森繁福美（共訳）：がんとビタミンC,共立出版,2015.
●村田 晃：新ビタミンCと健康 21世紀のヘルスケア,共立出版,2011.

石川佳和 Yoshikazu Ishikawa
歯科医師、歯学博士、日本補綴歯科学会専門医・指導医
鶴見大学歯学部卒業、同大学大学院修了
鶴見大学歯学部助手
医療法人愛和会桜川歯科医院理事長
Manaka Dental Clinic副医院長
鶴見大学歯学部口腔リハビリテーション補綴学講座非常勤講師
すべての人があたり前に口から食事ができ健康で楽しく長生きできる『健康寿命130歳プロジェクト』主催
1)インプラントと同程度に噛めて美しい入れ歯「ミリングアタッチメント金属床義歯」、
2)分子栄養学と血液検査を応用した再発の少ない歯周病治療、歯周統合医療を開発
国際学会でアワード受賞、鶴見大学同窓会論文奨励賞受賞など多くの賞受賞
TOKYO MXTV ドクターズアイほかメディア出演
医科と歯科が協力して治療を行う本来の医科歯科連携を模索して活動中

歯周病ががんの原因だった
歯ぐきの腫れに注意!
歯周病菌が全身に病気をつくる仕組みと自宅でできる回復法

2025年3月 5 日初版第一刷発行
2025年4月28日　第二刷発行

著者　石川佳和
編集　須田とも子
発行人　松本卓也
発行所　株式会社ユサブル
〒103-0014　東京都中央区日本橋蛎殻町2-13-5　美濃友ビル3F
電話：03（3527）3669
ユサブルホームページ：http://yusabul.com/
印刷所　株式会社光邦

ISBN978-4-909249-64-7
定価はカバーに表示してあります。
落丁・乱丁本はお手数ですが小社までお問い合わせください。